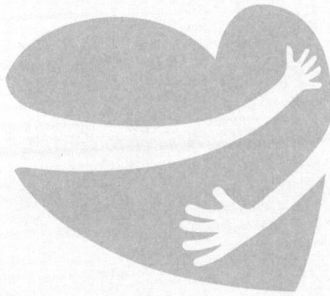

"每天学点心理学"丛书

SHEQU
XINLI JIANKANG ZHISHI SHOUCE

社区心理健康

知识手册

《"每天学点心理学"丛书》编写组

编著

江西教育出版社
JIANGXI EDUCATION PUBLISHING HOUSE

·南 昌·

赣版权登字-02-2024-442

图书在版编目（CIP）数据

社区心理健康知识手册 / "每天学点心理学"丛书
编写组编著. -- 南昌：江西教育出版社, 2024.12
（每天学点心理学）
ISBN 978-7-5705-4331-1

Ⅰ.①社… Ⅱ.①每… Ⅲ.①社区服务—心理健康—
健康教育 Ⅳ.①R395.6

中国国家版本馆CIP数据核字(2024)第078749号

社区心理健康知识手册
SHEQU XINLI JIANKANG ZHISHI SHOUCE
《"每天学点心理学"丛书》编写组　编著

江西教育出版社出版
（南昌市学府大道299号　邮编：330038）

各地新华书店经销
江西千叶彩印有限公司印刷
787毫米×1092毫米　　16开本　　12.25印张　　200千字
2024年12月第1版　　2024年12月第1次印刷

ISBN 978-7-5705-4331-1
定价：32.00元

赣教版图书如有印装质量问题，请向我社调换　电话：0791-86710427
总编室电话：0791-86705643　　编辑部电话：0791-86700573
投稿邮箱：JXJYCBS@163.com　　网址：http://www.jxeph.com

· 序 ·

　　国家强盛需要健康而强大的国民心态。提升全民心理健康素养，是推进健康中国建设、平安中国建设和精神文明建设的重大时代课题。党的二十大以来，党和国家对心理健康事业作出一系列战略部署，强调要重视心理健康和精神卫生工作，并将其摆在经济社会发展大局的重要位置来谋划推进。

　　学习、掌握科学的心理健康知识，成为广大人民群众愈加强烈的意愿。生活中，人们经常面对各类心理问题，却不知如何应对与化解。诸如，"经常心情不佳，要如何处理？""孩子有厌学情绪，怎么办？""婆媳关系难处理，怎么解决？""职场'内卷'压力大，该如何化解？"……面对这些心理困惑，一套贴近民众生活的心理健康知识手册，有助于廓清心灵迷雾、洞察现象本质、找寻应对良方。

　　人民的需求就是工作的努力方向。江西省平安建设领导小组办公室联合江西师范大学，组织江西省社会心理服务体系建设研究中心专家和高校学者，精心编写了这套共10册的"每天学点心理学"丛书，涉及婴幼儿、小学生、初中生、高中生、大学生、教师、中老年人等多个群体。丛书编写始终坚持科学严谨、实用易懂的导向，每本书都精心挑选了各群体日常生活中可能面临的典型心理健康问题，运用专业理论知识分析阐释，让读者能够轻松理解和运用相关知识，一定程度上帮助读者解决问题、改善心理状态；同时，这套丛书也为从事心理健康工作的人员提供了实用的辅导读本，增强他们从事心理工作的实际本领，培育自尊自信、理性平和、积极向上的社会心态。

坚持"每天学点心理学"，阳光快乐每一天！

《"每天学点心理学"丛书》编写组

在当今这个快速变革的时代，我国正经历着前所未有的转型与发展。经济文化的繁荣、信息科技的进步，无疑为我们的生活带来了诸多便利与新鲜体验。与此同时，社会的快速发展变化，也对人们的心理适应能力和发展提出了更高的要求。

众所周知，心理健康是个人成长、家庭幸福、社会和谐稳定的重要基石。近年来，随着社会的进步和发展，人们对自身心理的健康发展越来越关注。但由于各种压力导致的心理问题，不仅影响了个人的身心健康、家庭的和谐，也影响了社会的整体稳定发展。因此，关注并加强心理健康工作，已成为当前社会亟待解决的重要课题。自党的十八大以来，党和国家日益重视心理健康工作，尤其是在党的二十大报告中特别强调要"重视心理健康和精神卫生"。

社区，是人们最基本的生活场所和社会治理的基本单元，承载着居民日常休憩、交往、娱乐等多重功能。在这个意义上，社区心理健康工作的好坏直接关系到居民的幸福感和社会的稳定度。

为了更好地落实党和国家重视心理健康和精神卫生工作的基本要求，为了促进广大民众的心理健康发展，江西省平安建设领导小组办公室、江西师范大学联合编写了这本《社区心理健康知识手册》。该手册紧密结合社区工作实际，阐述了社区心理工作的性质及特点，社区心理健康服务的理念、社区常见心理问题的识别与应对，社区心理干预的策略与技巧，以及社区工作人员自身的心理调适等内容。由于该书的作者们拥有深厚的专业素养和丰富的实践经验，他们精准捕捉了当下社区心理健康工作的热点、难点和痛点问题，将复杂的心理学原理转化为通俗易懂的语言和实用的操作方法，使得这本书很适合广大社区居民和社区工作者学习和运用，用以提升自身心理健康水平。

　　希望这本手册的出版，能为我国社区心理健康工作的开展提供有力的支持和指导。同时，我们也期待更多的社会力量能够关注并参与到社区心理健康工作中来，共同为构建幸福和谐的社会环境贡献力量。

首都师范大学　蔺桂瑞

目录

第三篇
社区干部心
理保健篇

107

第一篇
心理健康认识篇

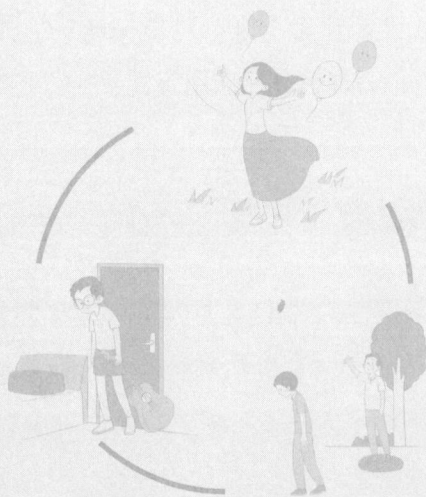

01

从"装饰品"到"必需品"，心理健康何以越来越重要？

> 每年的10月10日是"世界精神卫生日"。小李打开手机，看到了许多有关宣传心理健康的新闻和视频。看完之后，她不禁感到有些奇怪：只有那些心理有问题的人才需要了解心理健康知识吧，为什么整个社会都开始重视心理健康了呢？是不是人们把心理健康的作用夸大了？

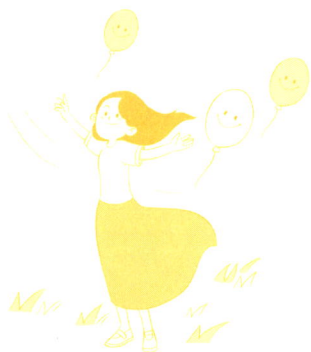

心理解读

近年来，党和国家对国民心理健康、精神卫生方面的问题越来越重视，相继出台了一系列政策和文件。随着社会的发展进步，人们越来越认识到心理健康对个人成长、家庭稳定、社会和谐的重要性，认识到健康的心理与身体健康息息相关。

近年来，我国居民发生心理行为问题和精神障碍的人群逐渐增加，心理健康问题已成为日益突出的社会性问题。人民日报健康客户端、健康时报等发布的《2022年国民抑郁症蓝皮书》数据显示，中国患抑郁症人数超9500万，另据《2023年度中国精神心理健康》蓝皮书，我国成人抑郁风险检出率为10.6%。因此，关注自身的心理健康，是每个人必须关注的一个重要课题。

一、什么是心理健康？

1946年，第三届国际心理卫生大会对心理健康是这样定义的：心理健康是指在身体、智能以及情感上与他人的心理健康不相矛盾的范围内，将个人心境发展成最佳的状态。1948年，世界卫生组织对心理健康的界定是：人们在学习、生活和工作中的一种安宁平静的稳定状态。《辞海》则将心理健康定义为：亦称"心理卫生"，个体良好的心理状态，且自我内部、自我与环境间保持和谐的良好状态。

因此，从广义上讲，心理健康是指一种高效而满意的、持续的心理状态；从狭义上讲，心理健康是指人的基本心理活动的过程和内容完整、协调、一致，即认知、情感、意志、行为、人格完整和协调，能适应社会，与社会保持同步。

二、心理健康为何重要？

心理健康和生理健康息息相关。不少人认为生理健康和心理健康是两个没有关系的概念。实际上，这是不正确的。心理健康和生理健康是互相联系、互相作用的。

心理健康每时每刻都在影响人的生理健康。如果一个人处于良好的情绪状态，他的生理功能也将处于最佳状态。相反，坏的情绪状态则会降低或破坏某种生理功能。这不仅影响工作和生活，还会导致各种疾病。在生活节奏快、压力大的城市，患有高血压的人群比例远大于其他城市。如果一个人性格孤僻，心理长期处于一种抑郁状态，其激素分泌会受到影响，抵抗力会降低，疾病容易乘虚而入。

另外，生理健康也在影响着心理健康。生理健康的人往往更容易有积极的情绪和心态。如果身体不健康，如患有疾病或身体有疼痛，那么可能会导致人产生心理压力和负面情绪，如焦虑、沮丧和失落等。

心理健康可以促进人们全面发展。心理健康水平能影响一个人的情绪状态、适应能力、调节能力等。良好的心理状态能做到内外兼顾。健康的心理可以塑造出良好的人格品质，能让人以积极的眼光看待世界，看待周围事物。

一个人的感觉、知觉、记忆、想象、思维都与心理有关，健康的心理是人们全面发展的基本要求，同时也是在工作岗位上发挥智力水平、积极从事社会活动以及不断向更高层次发展的重要条件。一个人心理健康状态直接影响和制约着个人全面发展的实现。

心理健康影响社会的和谐稳定。伴随着现代化进程，部分人群焦虑、抑郁、恐惧等情绪不断增多，这些情绪的出现严重影响了个体的正常生活，部分心理问题引发的社会行为还表现在网络成瘾、暴力侵犯、偷盗等方面。个别人由于心理健康问题导致出现自杀、杀人倾向，进而引发危害社会安全的重大突发事件、公共事件，严重影响到社会的和谐与稳定。

对于青少年来说，心理健康问题更需要引起重视，据《2022年国民抑郁症蓝皮书》显示，中国患抑郁症的人群中，30%是18岁以下青少年，其中50%是在校学生。

三、你了解心理亚健康吗？

心理亚健康是指一种介于心理健康和心理疾病之间的中间状态，主要表现为以下9个方面。

记忆力下降，注意力不集中。与他人交流时，前一秒钟还记得自己要说的话，后一秒钟就可能忘了；非常熟悉的朋友，一天见两三次面，但是会突然忘了对方的名字，对周围环境产生陌生感、似曾相识感。

疑心重，对人际关系敏感。常常疑虑重重、固执己见、感情用事、一意孤行。一方面，性格逐渐敏感多疑，对于一些看不惯的行为和事物会抱有敌意，且对于别人的行为经常会自行地解读为"居心叵测、不怀好意"，总觉得其他人与自己过不去，不信任别人；另一方面，有时对发生在自己身边的事情视而不见，总是置身事外，反应冷漠，不关心他人。

思维迟钝，反应迟缓。脑子出现"短路"，大脑反应变慢，与人交谈时，总会慢半拍；面临突发事件时，常束手无策；思维不清晰、唠叨、说重复话；精神不振、脑力疲劳、懒于运动；常感到体力不支，力不从心。

情绪不稳定，烦躁不安。总是忧心忡忡，怕自己或家人出事；情绪不稳定，遇事一触即发，不冷静，易生气、动怒；容易曲解他人好意，听不进别人意见；不管做什么事情，都以自己为中心，按自己的意愿行事，不顾及他人感受。

郁闷、不开心。由于长时间高强度的学习与工作，内心压力无法释放，整日闷闷不乐、郁郁寡欢，对事物兴趣降低，惰性增加。

空虚无聊感。感觉生活空虚乏味，漫无目标，沉溺于手机与游戏，得过且过，对自己的人生价值产生怀疑，无上进心，常常会长吁短叹，缺少生气。

做事拖拉，效率低下。 不能按时完成学习或工作任务，做一件事总要磨磨蹭蹭，一拖再拖。

人际交往频率降低，喜欢独处，回避现实。 与朋友交往减少，性格越来越孤僻。虽然外面的世界很精彩，但自己感到很无奈，感觉跟不上潮流，已经落伍，会回避社会和社交场所。

睡眠问题。 睡眠差、入睡困难、早醒、睡不安、睡不深，或梦多、做噩梦。

我们每一个人都要多花一些时间来关注自身和家人的心理健康，这不仅可以提高我们的综合健康水平，还可以提高我们的生活质量，让自己和家庭一起收获幸福和健康。

应对之道

如何让我们的心理更健康？

一、调整认知

学会关注事物的积极面，用乐观的心态看待生活中的挑战和困难。 当面临困境时，你可以尝试从不同角度去思考问题，寻找其中的机会和成长点。

进行积极的自我对话，用鼓励和肯定的语言代替自我批判。 当你犯错误或感到不自信时，对自己说"我可以从这次经历中吸取教训，下次会做得更好""我有能力解决这个问题"等积极的话语，增强自信心和心理韧性。

避免过度担忧和焦虑，学会客观地分析问题。 当你面临压力或不确定性时，不要让情绪主导你的思维，而是要冷静下来，收集信息，分析问题的本质和可能的解决方案。

接受不完美，认识到每个人都会犯错和失败，不要对自己过于苛刻。 你要明白，失败是成长的机会，而不是对你个人价值的否定。学会原谅自己的错误，从中吸取教训，继续前进。

二、管理情绪

关注自己的情绪变化，学会识别不同情绪的信号。 你可以通过身体感觉、思维模式和行为变化来察觉自己的情绪。

找到适合自己的情绪表达方式。当你感到情绪低落或压抑时，学会用恰当的方式表达负面情绪，如与他人倾诉、写日记、绘画、运动等，避免情绪化的爆发和伤害他人。

掌握一些情绪调节的技巧。深呼吸、冥想、放松训练等方法可以帮助你在情绪激动时迅速平静下来，恢复理智。深呼吸可以通过调节呼吸节奏，放松身体，缓解紧张情绪；冥想则可以帮助你集中注意力，排除杂念，达到内心的平静。

培养兴趣爱好，学会转移注意力的方法。当你沉浸在自己热爱的事情中时，会忘记烦恼和压力，阅读、音乐、旅行、摄影等都是很好的情绪调节方式。

三、建立良好关系

与家人保持密切的联系。家人是你最坚实的后盾，他们的支持和关爱可以给你带来温暖和安全感。

积极拓展社交圈子，结交志同道合的朋友。朋友可以陪伴你度过人生的不同阶段，给你提供不同的视角和建议。

在工作中与同事建立良好的合作关系。一个和谐的工作环境可以提高工作效率，减轻工作压力。学会与同事沟通、协作，尊重他人的意见和建议，共同解决问题。

四、保持健康生活方式

均衡饮食，摄入足够的营养物质。保证每天摄入适量的蛋白质、碳水化合物、脂肪、维生素和矿物质。多吃新鲜的水果、蔬菜，减少高热量、高脂肪、高糖分的食物摄入。

避免过度饮酒和吸烟。酒精和尼古丁会影响神经系统的功能，加重焦虑、抑郁等情绪问题。如果你有饮酒或吸烟的习惯，建议逐渐减少摄入量，最好能够戒烟戒酒。

定期进行体育锻炼。释放身体内的压力荷尔蒙，能够促进大脑分泌内啡肽等神经递质，带来愉悦感和放松感。你可以选择适合自己的运动方式，如跑步、游泳、瑜伽等，每周至少进行3次，每次30分钟以上。

增加户外活动时间，接触大自然。阳光和新鲜空气可以改善心情，缓解压力。你可以去公园散步、爬山、露营等，享受大自然的美景和宁静。

保证每天有足够的睡眠时间，养成良好的睡眠习惯。睡眠是身体和大脑恢复的重要过程，缺乏睡眠会影响情绪、认知和身体健康。保持卧室安静、黑暗和凉爽。避免在睡前使用电子设备，以免干扰睡眠。建议每天保持7—8小时的睡眠时间，尽量在固定的时间上床睡觉和起床。

五、持续学习与成长

关注自己的内心世界，进行自我探索和成长。你可以通过阅读心理学、哲学、文学等书籍，或参加心理辅导、工作坊等活动，了解自己的价值观、兴趣爱好、性格特点等，找到自己的人生目标和意义。

不断学习新的知识和技能，提升自己的能力和竞争力。学习可以带来成就感和自信心，丰富你的生活经验。你可以选择参加培训课程、在线学习、阅读书籍等方式，学习与工作相关的技能或自己感兴趣的领域。

挑战自己，尝试新的事物和活动。走出舒适区，尝试一些你从未做过的事情，如学习一门新的语言、尝试一种新的运动、参加一次冒险活动等。这可以帮助你拓展视野，增强适应能力和创造力。

心理小贴士

心理健康测试

下面是一个主要用于社区人群筛查和评定非精神病性精神疾病的自评问卷，该问卷已经过国内大量研究使用及验证，适用性强，请大家根据自己的实际情况如实回答下面12个问题。

心理健康自评问卷表

		是	否
1	你是否干什么事情都不能专心？	是	否
2	你是否因心烦而睡眠很少？	是	否
3	你是否感到在各种事情上都不能发挥作用？	是	否
4	你是否对一些问题没有能力做出判断？	是	否
5	你是否总是处于紧张之中？	是	否
6	你是否感到无法克服困难？	是	否

7	你是否不能从日常生活中感到乐趣？	是	否
8	你是否不能够面对困难？	是	否
9	你是否感到不高兴和心情压抑？	是	否
10	你是否对自己失去信心？	是	否
11	你是否认为自己是无用的人？	是	否
12	你是否觉得所有的事情都不值得高兴？	是	否

结果分析

上述每道题回答"是"的记1分，回答"否"的不记分。积分越高，表示问题越大。当评分等于或大于4分时，说明你的心理健康已经出现问题，需要改变生活习惯。你可以采用保持充足睡眠、听听音乐、多做运动、向朋友家人倾诉烦恼等方式缓解紧张的情绪，必要时就医治疗。

02

精神状态不对劲，
就一定是心理"有病"吗？

不知为何，小王最近发现自己的心理可能出现了问题：总是无缘无故地感到疲劳、精神不振；心情也变得很低落、易怒。最近生活上没有发生什么不顺的事情，可小王就是开心不起来，朋友们招呼他聚会，他也没有心情参加了。当他和朋友诉苦的时候，朋友提醒他是不是心里"有病"了。听到这个说法，小王感到更郁闷和紧张了，整天唉声叹气，认为自己真的"病了"。

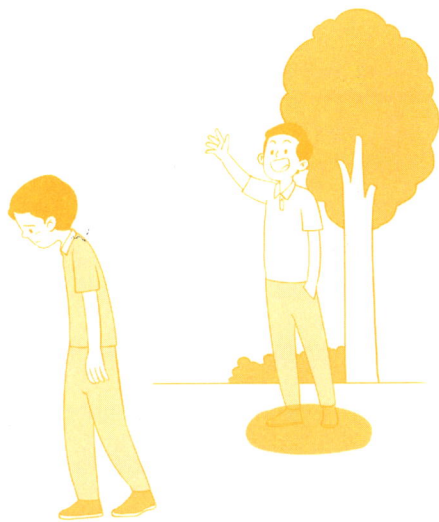

心理解读

我们可以看到，小王最近有些情绪低落、精神不振、回避社交，这些都是心理问题的表现，但并不一定就是"病了"。

当今社会，人们的心理健康受到越来越多的关注，这是一个好现象，说明社会在进步。但是在专业的心理学领域，心理问题和心理疾病并不是一类事情。现实生活中，每个人每天可能都有要面对的问题，比如：工作上被领导批评，心情沮丧（情绪），担忧失业（想法），导致拖延症（行为）；学校里和同学吵架，非常生气（情绪），计划报复（想法），辱骂攻击（行为）；

家庭中和配偶产生矛盾，感到失望（情绪），反复权衡得失（想法），不理不睬（行为）；等等。

心理问题也称心理失衡，是正常心理活动中的局部异常状态，不存在心理状态的病理性变化，具有明显的偶发性和暂时性，常与一定的情境相联系，由一定的情景诱发，脱离该情景，个体的心理活动则恢复正常。心理问题涉及生活中的方方面面，但是，并不是所有的心理问题都需要寻求帮助，很多人都有自己的生活方式、应对能力和社会支持系统去自然而然地解决这些问题。只有达到了无法自我调节和管理的时候，才需要寻求专业心理干预人员的帮助，比如心理咨询师（心理治疗师）、精神科医生等。

心理疾病是各种原因引起的心理异常的总称。它指一个人由于精神上的紧张、干扰，导致思想上、情感上和行动上发生了偏离社会生活规范轨道的现象。

心理疾病是严重的，因为它影响到了我们正常的生活、工作和学习。比如，一个患有社交恐惧症的学生，他不能和同学正常交往，不能在学校学习，自卑感很重，行为上会表现出回避。再如，有人患有抑郁症，他觉得干什么都没有意思，没有力气干活，也不愿跟人说话，只在床上躺着，吃饭不想吃，睡觉睡不好，觉得活着没有意思。

心理疾病种类有很多，如人格障碍、神经症、性心理障碍、心境障碍以及重性精神病（精神分裂症等）等。这些疾病在精神科都会遇见，它们是疾病，和胃炎、肺炎、感冒发烧一样，是需要我们去战胜的疾病。

总之，心理问题属于心理正常的范畴，而心理疾病则属于心理异常。判断心理是否异常，可以依据以下三个原则：统一性原则，即一个人的心理活动，与其所处的社会环境、自然环境是否统一，也就是说看一个人说话办事能否被常人理解，他人是否感到离奇、出格，如果否，其心理一般是正常的；协调性原则，即一个人应是一个完整的统一体，思维、情感、意志和行为是相互配合、整体协调的，如遇到值得高兴的事就伴有愉快的情绪体验，表现出愉快的表情和行为举止，如果失去这种协调性，心理活动与行为表现就会出现矛盾，如失去亲人时，反而兴高采烈、手舞足蹈，就表明这个人心理有异常；稳定性原则，即一个人在长期的生活经历过程中形成了独特的个性心理特征，具有相对的稳定性，俗话说"江山易改，本性难移"，如果一个人的心理活动稳定性被打破，如一个本来乐观开朗的人变得沉默寡言，或者一个情绪稳定的人突然变得脆弱，一点轻微的刺激就让他号啕大哭，这些都预示着其心理可能出现了问题。

应对之道

当觉得自己精神状态不对劲的时候，怎么办？

接纳自己的情绪和身体感受。当我们觉察到自己状态不对的时候，就是我们需要关注自身的时候。所以，要停下来，关注自己的情绪和身体感受，重视身心发送给我们的信号。不要批评或责怪自己，要接纳当前的状态，告诉自己这是正常的反应，每个人都可能在某些时候出现精神状态不佳的情况。

采取合适的措施放松身心。找一个安静舒适的地方坐下或躺下，慢慢地吸气，让空气充满腹部，然后缓缓地呼气。这样重复几次，可以放松身体和缓解紧张情绪。也可以每天花几分钟进行冥想，闭上眼睛，专注呼吸或一个特定的意象，排除杂念，让思绪平静下来，这样可以有效减轻压力和焦虑。当然，适度的运动同样非常好，如散步、跑步、瑜伽或游泳，运动可以释放内啡肽，改善情绪，增强身体素质。

改变自己的思维方式。很多时候，让我们状态不佳的，不是生活中的困难和挑战，而是我们对这些事情的看法。当精神不佳时，我们要注意自身是否容易陷入消极的思维模式，如自我怀疑、悲观主义、过度担忧等。我们可以用积极的自我对话帮助自我改变消极的思维模式，把"我今天什么都做不好"改为"我可能现在状态不太好，但我可以一步一步来，慢慢把事情都做好"。

寻求专业人士的帮助。当我们感到自己的心理问题比较严重的时候，应该及时寻求心理咨询师或心理医生等专业人士的帮助。需要注意的是，应该在正规的心理咨询机构接受规范的心理咨询。如果被确诊为心理疾病，则需要前往医院接受正规的心理治疗。

心理小贴士

缓解焦虑、失眠的食疗方

民以食为天，中医自古有"药食同源"之说，胃不和则卧不安，这里介绍几个能缓解焦虑、失眠的食疗方。

一、小米粥

原料：适量小米。

制法用法：小米经浸泡后，用大火煮开后改小火熬15—20分钟，亦可加入冰糖调味。

睡前1—2小时食用。小米具有安神的功效，临睡前食用可助人安然入睡。根据个人的体质不同，可适量加入桂圆、百合、莲子等食材。

二、忘忧排骨汤

材料：忘忧草（黄花菜、金针菜）50克，小排250克。

制法用法：忘忧草洗净后备用。小排焯水后洗净，加入料酒、葱姜和水，大火烧开后转为小火炖40分钟，加入忘忧草再炖10分钟，调味后即可食用。

黄花菜，又名"忘忧草"，古人认为它有忘忧疗愁、治胸膈烦热之效。在日常生活中，食用黄花菜可预防、缓解焦虑等情绪。

03 谁偷走了我的微笑？
是什么影响了心理健康？

15岁的小伟是一名初三的学生，他乐观开朗、兴趣广泛。在课余时间，他参加了许多兴趣班，这些兴趣班都是他自己选择的。他尤其喜欢弹吉他，去年还在元旦晚会上表演过，获得老师和同学们的赞赏。进入初三后，升学压力一下子上来了，小伟偏科比较严重，数学成绩比较差，综合成绩在班里是中等水平，上重点高中比较有压力。为此爸妈让他停掉所有兴趣班，补习数学。小伟内心不情愿，但也只能同意，全身心投入到备考中。可半年下来，成绩没上升反而还下降了，小伟觉得对不起爸妈，也对不起关心自己的老师。慢慢地，他变得沉默寡言，几乎不和同学说话，脸上再也见不到笑容，回到家就关上门。爸妈见状非常心疼小伟，让他卸下压力，并重新给他报了兴趣班。可这时候的小伟已经失去了以往的热情，最爱的吉他也被他丢到了一边。

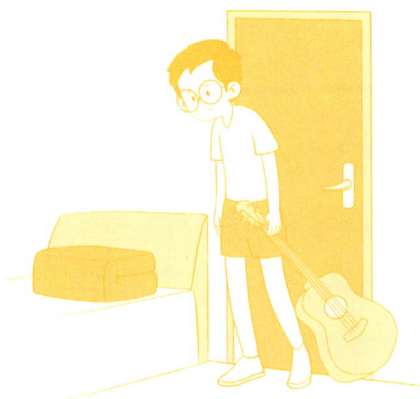

心理解读

小伟原本是一个乐观开朗的少年，结果在升学压力、学业挫败以及兴趣班被停等负面事件的影响之下，变得封闭自责，闷闷不乐。其实，这样的情况并不罕见。受各种内外因素的影响，人的心理健康状态始终处于一个变化的过程。心理健康的影响因素也是多方面的。

一、生物因素

某些心理障碍可能是遗传导致的。 研究表明，遗传因素可以影响大脑神经递质的代谢和调节，从而影响人的情绪、认知和行为。遗传还可能影响人的气质和性格特点，这些特点也会对心理健康产生影响。一些人天生敏感、焦虑，更容易受到外界压力的影响而出现心理问题。

大脑结构和功能的异常可能导致心理障碍。 例如，脑部损伤、脑部疾病（如帕金森病、阿尔茨海默病等）可能会影响人的认知、情绪和行为，导致心理问题出现。

神经递质失衡也可能影响心理健康。 神经递质是大脑中传递信息的化学物质，如血清素、多巴胺等。这些神经递质失衡可能会导致抑郁症、焦虑症、精神分裂症等心理疾病的发生。

身体疾病可能会对心理健康产生负面影响。 一些慢性疾病（如糖尿病、心脏病、癌症等）、疼痛性疾病（如关节炎、偏头痛等）可能会导致患者出现抑郁、焦虑等情绪问题。身体疾病带来的身体不适、生活限制和经济负担等都可能给患者带来心理压力。

睡眠不足、营养不良、过度疲劳等生理状态也可能影响心理健康。 睡眠不足会影响大脑的功能，导致情绪不稳定、注意力不集中、记忆力下降等问题；营养不良可能会影响大脑神经递质的合成和代谢，从而影响心理健康；过度疲劳则会使人感到疲惫不堪、情绪低落、缺乏动力。

二、心理因素

不同的性格特点对心理健康的影响不同。 乐观开朗、积极向上的性格特点有助于应对压力和挫折，保持心理健康；而敏感多疑、消极悲观的性格特点则可能更容易受到外界因素的影响，出现心理问题。

性格特点还可能影响人的应对方式和人际关系，进而影响心理健康。 性格内向的人可能更倾向于独处和自我反思，在面对压力时可能更容易陷入自我否定和焦虑之中；而性格外向的人则可能更倾向于寻求他人的支持和帮助，在面对压力时可能更容易通过社交活动来缓解压力。

认知方式能够影响人们看待事物和处理信息的方式。 消极的认知方式可能会导致心理问题的出现。例如，过度关注负面信息、对自己和他人要求过高、过分自责等认知方式都可能会增加焦虑、抑郁等情绪问题的风险。认知偏差也是影响心理健康的重要因素。案例中的小伟，在经历过一系列的负面生活事件之后，对自我的认知就出现了偏差，没有正确应对这些负面事件，反而产生了自卑自责的情绪，从而变得郁郁寡欢。

压抑情绪或过度表达情绪也可能对心理健康产生负面影响。情绪管理能力差的人可能更容易受到情绪的影响，出现情绪波动大、情绪失控等问题，进而影响心理健康。案例中的小伟，由于年龄较小，缺乏情绪管理的能力，面对自己的负面情绪也没能及时有效地应对。

三、社会因素

家庭氛围对心理健康有重要影响。一个温暖、和谐、支持性的家庭环境可以促进个体的心理健康发展；而一个冷漠、冲突、缺乏支持的家庭环境则可能会给个体带来心理创伤。家庭教育方式也会影响心理健康。过于严厉或过于溺爱、缺乏正确的价值观引导等家庭教育方式都可能会导致个体出现心理问题。

学校整体环境会对学生的心理健康产生影响。一个注重学生全面发展、尊重学生个性、鼓励学生创新的学校环境可以培养学生的自信心和创造力，促进学生的心理健康发展；而一个只注重成绩、压抑学生个性、缺乏人文关怀的学校环境则可能会给学生带来心理压力。另外，在学校中，同学关系也是影响心理健康的重要因素。

社会价值观和文化传统会影响人们对心理健康的认识和态度。在一些文化中，心理问题可能被视为软弱的表现，导致人们不愿意寻求帮助，从而加重心理问题的程度。此外工作压力、经济压力、人际关系压力等都可能会导致人们出现心理问题。

重大生活事件（如亲人去世、离婚、失业等）可能会给人带来巨大的心理冲击，导致心理问题的出现。这些事件往往会打破人们原有的生活平衡，使人们感到无助、绝望和恐惧。

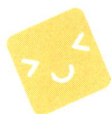

日常生活中如何促进心理健康？

正确地看待得失成败。人生本来就是有得有失的，有些人可能由于成长环境和成长过程的各种原因，会有对某些事物比较强烈的执念。这种心理就是不健康的。我们要能够正确客观地看待某些事物的得失成败，才能更好地保持心理健康。

多看一些励志书籍。人在不同时期，心理会出现各种各样的问题，有时候会对自己的人生道路感到迷茫，这种情况下可以看一些励志的书籍，汲取心灵上的营养。

多交朋友，多与朋友倾诉。现代人的生活和工作压力都是比较大的，很多人都是因为压力得不到及时的缓解而造成更加严重的后果。及时地将积蓄的内心压力适当释放出去，将一些烦恼的事情倾诉出去，可以有效地保持心理健康。

注意饮食。人在不开心或者有烦心事的时候，可以选择吃一些比较甜的食品。科学研究证明，甜的食物可以使人的大脑分泌多巴胺物质，这种物质可以有效刺激人的大脑产生快乐的情绪。适当食用一些甜食让人更容易开心，更容易从某些烦心事中走出来。

培养自己的爱好。现代人的工作内容很多都不是自己真正想要做的事情，长时期地坚持做不喜欢做的事情容易导致人的心理压抑，从而出现一系列的心理健康问题。因此，我们在业余时间里要主动去做一些自己真正喜欢的事情，以缓解自己内心的负能量。

常怀感恩之心。有的人经常看到自己生活中的消极方面，这使自己处于更加沮丧的状态。摆脱负面情绪，我们要对生活中的所有美好事物心存感激，特别是要在别人伸手时尽自己的可能去帮助别人，服务社会。这将让自己以积极的心态面对生活，有助于让心理更健康。

经常锻炼身体。有健康的身体才能有健康的大脑。运动是释放压力的最好方法，每天适量锻炼可使人保持身体健康，并有助于分泌多巴胺，运动能让人心情更好，从而有利于心理健康。

经常去户外。每周都要有一定的户外时间。户外有新鲜的空气，阳光可以使人体合成维生素D，这些对身心健康都是非常有益的。人类也是自然的一部分，当我们融入大自然时，可以缓解压力，促进身体健康和心理健康。

　　总而言之，一个人的心理健康对于其自身而言是非常重要的。我们要坚持健康科学的生活方式，合理、及时地将自己内心的压抑排解出去，才能够让自己心理和身体更健康。

心理小贴士

　　停止精神内耗，学会与自己和解，是人生变好的开始。曾有人说："所谓人生困境，不过是你胡思乱想、自我设置的枷锁。"内耗就像是一种病毒，表面上看不见、摸不着，却在暗地里不断复制、打乱你的想法，让你陷入纠结、焦虑甚至抑郁。但是面对精神内耗，难解决的并不是问题本身，而是我们对问题产生的抗拒、消极的想法。那么，我们该如何停止精神内耗呢？

　　首先，我们要学会处理情绪。及时跳出情绪的泥潭，为自己进行心理疏导和自我鼓励。

　　其次，专注于自己。精神内耗虽然源于自己，但是很大一部分是你对外部世界的反应，要专注于自己的方向，不要轻易否定自己。

　　最后，最重要的是，停止胡思乱想，立即开始行动。在我们成为最好的自己的过程中，踏出第一步的勇气才是最关键的。

04
心理健康或是不健康，
究竟是谁说了算？

小张最近总是心神不宁，白天工作心不在焉，难以集中注意力，动不动就想打瞌睡，为此单位领导专门找他谈话。下班回家后他也是无精打采，吃饭没有胃口，脾气也容易暴躁。这天小张看到儿子数学考试没及格，一气之下把儿子打了一顿，妻子见状赶紧护住儿子，责怪小张不应该动手打孩子，由此夫妻二人又吵了一架。晚上小张翻来覆去，怎么也睡不着，脑海中全部都是白天发生的琐事。这些挥之不去的事让小张很是苦恼，怀疑自己究竟是怎么了，是不是生了病。于是第二天小张去看了医生，结果所有检查都没有问题，他的身体很健康。最后医生告诉他，他可能是心理上出现问题了。

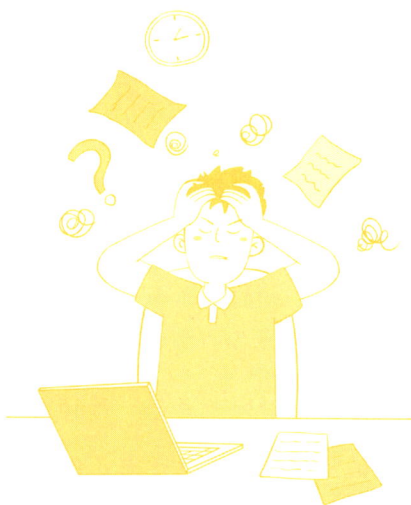

心理解读

小张这样的情况在生活中并不少见，有的人有时候觉得自己状态不对，经过很长时间也调整不过来，去医院检查身体又没有任何异常，这时就要警惕是不是心理上出现问题了。世界上任何事物都有正反两个方面，人的心理也是如此。

人的心理活动非常复杂，因此找到正常心理与异常心理之间的绝对分界线几乎是不可能的。心理学中，区分心理健康和心理不健康可以参考以下标准。

主观感受标准。心理健康的人对自己有较为客观、准确的认识，情绪稳定、积极。心理不健康的人往往自我认知存在偏差，常常被消极情绪所困扰。

适应能力标准。心理健康的人能够良好地适应生活中的各种变化和挑战，能够建立和维持良好的人际关系。心理不健康的人可能会对新环境感到恐惧和不安，无法正常地工作和生活；或者在面对压力时，采取逃避的方式，无法有效地解决问题。

社会功能标准。心理健康的人往往在工作和学习中表现出较高的效率和质量。能够集中注意力，充分发挥自己的能力，为社会做出贡献。心理不健康的人可能会出现违反社会规范的行为，如，伤害他人或破坏公共财物，对社会问题漠不关心，缺乏社会责任感。

心理症状标准。心理健康的人通常没有明显的心理症状，心理不健康的人可能会出现各种心理症状。例如，长期焦虑可能表现为过度担心、紧张不安、心跳加快、呼吸急促等。

应对之道

保持良好的心理状态是预防心理问题产生的最好办法。以下列出几条适用于大多数人的一般性方法。

认识自我，悦纳自我。人最难认识的就是自己，错误的自我认识往往是心理问题产生的重要原因。每个人都应当对自己的身体、能力、性格、态度、思想等方面有着清晰的自我认识。我们要树立正确而稳定的自我概念，客观评价和要求自己，了解并愉悦地接受自己的优点和缺点，既不给自己设定高不可攀的目标，也不因自己的不足而气馁。

面对现实，适应环境。能否理性地面对现实并适应环境是心理正常与否的一条非常重要的标准。心理健康的人能够坦然接受现实以及环境的变化，并能充分发挥自己的能力去改造环境以满足自己的主观意愿。心理有问题者则往往置客观规律而不顾，脱离现实或逃避现实，一味按照自己的想法行事，不能很好地适应环境。

建立良好的人际关系。人是社会性动物，需要得到他人的关心、支持和重视。良好的人际关系能够消除孤独感，改变个体不良心境。同时，在关心和帮助他人的过程中，个人也可以提高自我认同感，从而有利于保持心理的平衡和健康。

努力工作，适当休闲。工作对于成年人的心理健康来讲有着不可替代的作用，工作不仅能使人保持与现实的紧密联系，把理想转化为行动，而且可以开发自己的潜能，从而让人认识到自己存在的价值。由于现代社会生活节奏紧张，工作忙碌且压力巨大，我们应当学会适当休闲来调剂身心健康。

寻求他人的帮助。一个人的能力是有限的，当发现自己有心理问题，譬如情绪难以平静、无法客观地认识自我时，不妨与亲人和朋友多加沟通，取得他们的理解。必要的时候，应当寻求专业心理咨询师的帮助，而不要等到问题严重时再来处理。

心理小贴士

吃出来的心理健康

科学合理的饮食，不仅能够滋养我们的身体，还能在无形中调节情绪，帮助我们吃出好心情，增进心理健康。那么，吃哪些食品会有效果呢？在这里，我们简要介绍下那些能帮我们改善心情、缓解压力的营养物质。

ω−3脂肪酸：主要存在于深海鱼类（如三文鱼、沙丁鱼、金枪鱼等）、奇亚籽、核桃等食物中。ω−3脂肪酸有助于调节神经递质，如血清素。血清素是一种与情绪调节密切相关的神经递质，缺乏血清素可能导致抑郁、焦虑等情绪问题。适量摄入ω−3脂肪酸可以改善情绪，缓解抑郁症状，让人感觉更加平静和放松。例如，每周吃2—3次三文鱼，每次100—150克，有助于补充ω−3脂肪酸。

B族维生素：全麦面粉、糙米、燕麦、瘦肉、豆类（如黄豆、绿豆等）、绿叶蔬菜（如菠菜、生菜等）等都富含B族维生素。B族维生素在神经系统的

每天学点心理学：社区心理健康知识手册

正常功能中发挥着重要作用。例如，维生素B_1参与神经冲动的传导；维生素B_6对神经递质的合成至关重要；维生素B_{12}有助于维持神经细胞的健康。缺乏B族维生素可能导致疲劳、焦虑、抑郁等症状。保证充足的B族维生素摄入可以提高大脑的代谢功能，增强抗压能力，改善情绪状态。比如，每天可以吃一碗燕麦粥（约30—50克燕麦），搭配一些瘦肉和蔬菜，以摄取多种B族维生素。

镁：含镁的食物包括坚果（如杏仁、腰果等）、全谷物、豆类、绿叶蔬菜等。镁在人体中参与多种生理过程，包括神经肌肉的兴奋性调节等。在压力状态下，人体会消耗更多的镁。补充富含镁的食物可以帮助人体放松，减轻焦虑和压力感。例如，每天吃一把杏仁（约20—30颗）或者在晚餐中加入一份菠菜（约200—300克），可以增加人体镁的摄入量。

色氨酸：主要存在于鸡肉、火鸡肉、牛奶、香蕉、红枣等食物中。色氨酸是合成血清素的前体物质，血清素在体内可以进一步转化为褪黑素，褪黑素是调节睡眠的重要激素。摄入富含色氨酸的食物有助于促进睡眠，提高睡眠质量，从而对心理健康产生积极影响。例如，在睡前1—2小时喝一杯温牛奶（约200—250毫升），或者吃一根香蕉，有助于改善睡眠。

05

当谈起心理健康，
人们有哪些误解？

案例导入

40岁的郭先生3个月前在家中吃饭时突然感觉胸闷气短，喘不过气来，好像下一秒就要窒息了，同时手脚出了很多汗，过了很久才缓过来。第二天郭先生到人民医院做检查，但检查结果都是正常。从那以后，郭先生开始整天担心自己的身体，逐渐出现入睡困难、多梦、早醒等状况，白天精神差，乏力，注意力无法集中，记忆力下降，对什么事都提不起兴趣，渐渐发展到不愿意外出。同事们知道这件事后，建议郭先生去看看心理科医生。可郭先生一听赶忙拒绝，自己身体好好的，又没有生病，为什么要去看心理医生？

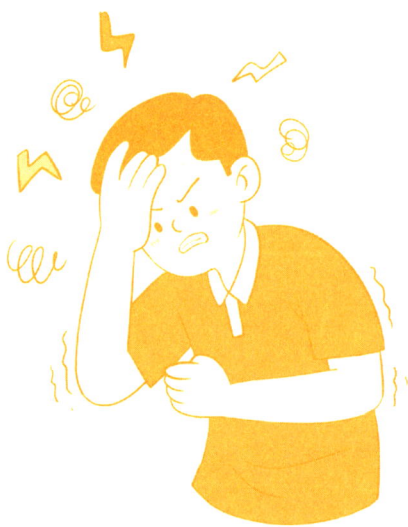

心理解读

心理健康是指个体在适应环境的过程中，生理、心理和社会性方面达到协调一致，保持一种良好的心理功能状态。也就是说，一个人心理功能正常，没有心理疾病，能够积极调节自己的心理状态，适应并能妥善处理人与人之间、人与社会环境之间的相互关系，就是心理健康。

心理健康同身体健康一样，也有客观的评判标准。不过，这种标准不是通过仪器进行检查，而是根据心理测验、科学观察和个人主观体验等方面的材料来综合分析和判断。心理健康的表现一般包括以下7个方面的内容。

智力正常。 智力落后的人通常较难适应社会生活，所以正常的智力水平是人们生活、学习、工作的最基本的心理条件。一般来说，智商在130以上为超常，智商在90—130为正常，智商在70—89为临界状态，智商在70以下为智力落后。

情绪适中。 情绪的产生有适当的原因，比如一个心理健康的人不会无缘无故地生气或者是懊恼。情绪持续的时间也会根据情况的变化而变化，人不会长期陷入悲伤或痛苦之中。此外，情绪的主流应当是愉快的、欢乐的、稳定的，而非消极的、悲观的。

意志健全。 一个人的意志是否健全主要表现在意志品质上，具体体现在行动的自觉性、果断性和顽强性。一个意志健全的人，对自己的行动目的有正确的认识，能主动支配自己的行为以达到目标，善于明辨是非，能当机立断地采取行动，在做出决定、执行决定的过程中，有克服困难、坚持不懈的奋斗精神。

反应适度。 人对事物的认识和反应存在着个体的差异，有的人反应迟钝，有的人反应过敏，但这种差异有一定限度。反应适度是指一个人的行为反应符合情境，对外部刺激有合适的反应，这种反应既不过分，也不突然，没有异常现象。

自我意识明确。 自我意识是一个人对自己的认识和评价，它反映了自己对自己的态度。心理健康的人都有明确的自我意识，能正确地认识自己，把"理想的我"与"现实的我"有机地统一起来，并根据自我认识和评价来控制、调节自己的行为，让自我在环境之间保持平衡。

人际关系和谐。 人际关系是人们在工作、生活和学习中所形成的关系，人际关系和谐是心理健康的重要表现之一。人际关系和谐具体表现为在人际交往中彼此相容，互相接纳、尊重，对人情感真诚、善良，以集体利益为重，等等。

适应社会生活。 心理健康的人不仅能充分了解各种社会规范，自觉地运用这些规范来约束自己，使自己的行为符合社会规范的要求，而且还会让自己的思想、信念、目标和行动跟上时代发展的步伐，与社会的进步和发展保持协调一致。当个人与社会出现矛盾时，自我会及时修正和调节自己的计划和行动，而非妄自尊大、一意孤行，或者逃避现实。

应对之道

识别关于心理健康常见的误解

误解1：身体健康就代表心理健康。世界卫生组织给健康下的定义为："健康是一种身体上、心理上和社会适应上的完好状态，而不是没有疾病及虚弱现象。"所以身体健康并不一定意味着心理健康，它们互相联系、互相作用。

误解2：心理不变态，就是心理健康。心理健康有许多种形式，心理变态只是其极端形式而已。人的心理可以用心理健康状态、心理亚健康状态、心理变态状态三个状态来描述。人的心理状态是可以相互转换的，心理亚健康状态调节得当就会恢复为心理健康状态，心理健康状态调节不当就会发展为心理亚健康状态或心理变态状态。所以心理不变态的人不一定心理健康。

误解3：认为心理健康问题可以靠自己"挺过去"。有些人觉得心理健康问题不需要专业帮助，自己可以慢慢克服。但事实上，很多心理健康问题仅靠个人的力量很难完全解决。心理健康问题如同身体疾病一样，需要专业的诊断和治疗。例如，严重的抑郁症患者如果不接受专业的心理治疗和药物治疗，很难自行康复，甚至可能会出现自杀等极端行为。

误解4：心理问题可以一次解决。心理问题往往无法通过一次自我心理调适或是一次心理咨询就能解决，这是因为出现心理问题的过程并不是一朝一夕的。因此，不能期望通过一次心理调适，就可以解决心理问题。比如认知上错误观念的转变、不健康行为方式的消除、童年不幸经历的创伤等问题都不可能在一夜之间得到解决。因此，解决心理问题需要一定程度的耐心。

误解5：心理问题不用着急解决。身体疾病由于症状明显，使得患者无法或者不愿意忍受病痛，从而产生强烈的求治动机。心理问题则由于没有那么明显而急切的症状表现，往往不如生理疾病那样直接和现实，因此很多人也就不认为解决心理问题是一件迫在眉睫的事情，往往会拖延治疗。其实在我们生活中，心理问题对工作和家庭的影响不容小视，心理问题会严重地降低我们的生活质量。比如一个具有抑郁心理问题的人，可能导致生活中夫妻关系不和睦、工作中同事关系不和谐、工作效率降低。

误解6：认为心理治疗就是聊天，没什么效果。一些人对心理治疗存在误解，认为心理治疗只是聊天，起不到实际作用。实际上，心理治疗是一种专业的治疗方法，是由经过专业训练的心理治疗师来实施的，当中会运用各种有效的技术和方法，帮助患者解决心理问题。心理治疗可以帮助患者了解自己的心理问题根源、改变不良的思维模式和行为习惯，促进心理的成长和康复。

只有身心两方面都保持健康的状态，我们才能够在工作和生活中获得更加美好的人生体验。

心理小贴士

"表达愤怒"不等于"愤怒表达"

在大家惯常的理解中，愤怒大概率是一种负面情绪，似乎在通往成熟的路上，必修一课便是学会控制愤怒，最好能做到不生气。

然而心理学家认为，被压制的愤怒背后，往往有着更为纠缠复杂的情绪和期待，或许是将愤怒指向内在，形成抑郁，或许是牺牲自我，却还想要占领道德制高点。

其实，表达愤怒不可怕，怕就怕自己没有察觉。我们需要对愤怒有自我觉察，允许愤怒像其他情绪一样流动。因为任何一种情绪都没办法被压抑，所有被压抑的情绪终将卷土重来。那么，在日常生活中，该如何合理表达自己的不满情绪呢？

一、恰当表达愤怒也是一种能力

有些人认为，工作场合就算受到不公正待遇，也要压制自己的情绪，要能"吃得眼前亏"。长期持有这种想法的人，要么忍气吞声自己难受，要么把负面情绪带回给家人，还会被周围的人视为没有边界的老好人。

其实表达愤怒也是一种能力。因为愤怒的背后是恐惧和无力感，大部分时候的温吞，只是不断忍耐愤怒的假象。忍到最后一刻，就有可能会玉石俱焚。

而恰当地表达情绪更有利于身心健康，也可以有效提高工作效率以及改善人际关系。

二、愤怒时更需要理性表达自己的诉求

愤怒表达不得体，容易让自己和他人都难堪，后果也非常糟糕。那么怎么做才更有效呢？

要做到"说情绪"而不是"做情绪"。"做情绪"就是把东西一摔，大声说"我不干了！"，而"说情绪"就是基于事实说出自己的感受。

比如一个人时间观念很强，另一同事却经常在会议中迟到。一次例会，那位同事又迟到了，他选择了表达不满，他说："你经常会议迟到，我感觉自己不被重视，心里有点不开心。希望你能尊重我的时间，下次开会请准时。"他的表述不但没有让同事难堪，两个人的关系反而更近了一步。

表达愤怒的可贵之处在于，重建自己和别人的关系。有愤怒不表达，也许别人会认为你好欺负，没原则。而合理表达出愤怒，对方反而可能更愿意和你建立深层次的关系。

有人在愤怒的时候，很容易用威胁语气对待对方，比如"你再这样，我就不客气了""你最好给我小心点，我可不是好惹的"……但威胁对方虽是给自己壮胆，也是给对方浇油。

其实，当我们生气愤怒时，更需要的是表达自己的诉求。而且，在你表达的那一刻，你需要理性，这也让别人看到了你的原则和态度。

表达自己的感受，不要去评价对方。举个例子，小张以前有个同事好几次把小张准备的材料单独拿到项目管理层会议上去汇报，但全程不提小张的付出。一开始小张觉得他是上级，给他提供支持理所当然，但这种情况一再发生，小张就觉得有必要和对方谈谈。

这个对话可有以下两种方式。

1.表达情绪＋对他评价："你最近3次在项目管理层会议上发表我写的报告，但我的付出没有得到任何认可（陈述事实），这让我很沮丧（表达情绪）。你这个人就是喜欢抢别人功劳，太过分了（对他评价）。"

2.表达情绪＋分享期望："你最近3次在项目管理层会议上发表我写的报告，但我的付出没有得到任何认可（陈述事实），这让我很沮丧（表达情绪）。

我希望下次我能与你一起参与汇报，这样能够更好直接应对在场的问题和后续跟进（提出期望）。"

对比这两种方式，显而易见第二种会带来更积极的效果。第一种方式把焦点放到了对方身上，一来二往，关系就破裂了。第二种方式陈述事实，表达情绪，提出具体期望。

三、表达愤怒是为了重新找到平衡

情商高的人总能做到知行合一，目的和行为统一，发脾气也是。比如你发了脾气，吵了架，造成不可挽回的后果，这样的发脾气是不值得的。

不要忘记，你表达不满的目的是重新找到关系中的平衡。表达感受不是终点，让对方道歉也不是终点，在表达愤怒时，不要滔滔不绝，不容对方说话，也不要在对方面前让步。

表达愤怒的最后一定要提出你的需求，表明下一次遇到类似事情你希望对方怎么做才不会引发矛盾。只有找到修正你们关系的方法，才能真正达到目的。

06

常见的心理疾病有哪些，
如何应对是良策？

每
天
学
点
心
理
学
：
社
区
心
理
健
康
知
识
手
册

案例导入

小徐是一个学生，由于学校离家远便住在学校宿舍。到了夏天，宿舍没有安装空调，她身体出汗较多，一天需要洗好几次澡。但是其他同学有意见，她感觉很难受，在同学面前不自在，老想回家。父母了解了情况后，建议她多承担一些水电费。她跟寝室长讲了，寝室长安慰她说，大家不是在乎钱，而是她占用卫生间的时间太长，影响别人。结果，她还是难受。她觉得卫生间很脏，什么都脏，老担心同学趁她不在的时候使用她的东西。她反复检查，反复擦拭，使用卫生间时小心翼翼，生怕衣服碰到马桶。她发现自己注意力很不集中，做事情的时候不知道自己做了没有，所以特别关注自己的动作，例如开水龙头的时候，她必须开了又关，关了又开，以便确定水龙头是被她自己打开的。如果不是她自己打开的，水就是脏的；如果是她自己打开的，水就是干净的。再后来，她发现自己对开水龙头的动作有特殊要求，必须做到让自己觉得舒服为止。小徐本来以为回到家里情况会好起来，结果还是这样。父母带她去心理门诊，心理医生诊断她为强迫症。

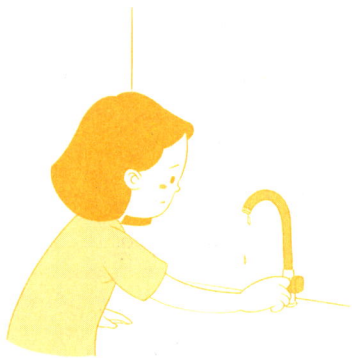

心理解读

小徐患的强迫症是一种常见的心理疾病。强迫症是以强迫观念和强迫动作为主要表现的一种神经症，以有意识的自我强迫与有意识的自我反强迫同时存在为特征。患强迫症的人明知强迫症状如反复洗手等的持续存在毫无意义且不合理，但这些动作却不能克制地反复出现，而且越是努力克制，越感到紧张和痛苦，难以摆脱。

强迫症的症状多种多样，既可以某一症状单独出现，也可以数种症状同时存在。通常来说，在一段时间内症状可相对固定，但随着时间的推移症状可不断改变。强迫症的常见症状有以下几种。1.强迫观念：某种联想、观念、回忆或疑虑等顽固、反复地出现，难以控制，其中包括强迫联想、强迫回忆、强迫怀疑、强迫性穷思竭虑等。2.强迫动作：这常常是强迫观念导致的强迫行为，以此来减轻强迫思想引起的焦虑，其中包括强迫洗涤、强迫检查、强迫计数、强迫仪式动作等。3.强迫情绪：主要表现为对某些事物有不必要的担心或厌恶。4.强迫意向：指反复体验到想要做某种违背自己意愿的动作或行为的强烈内心冲动。

除了强迫症，常见的心理疾病还有以下几种。

焦虑症：以焦虑情绪体验为主要特征。焦虑症主要表现为：无明确客观对象的紧张担心，坐立不安，还有自主神经功能失调症状，如心悸、手抖、出汗、尿频等，及运动性不安。常见的焦虑症有广泛性焦虑障碍、惊恐障碍、社交恐惧症、特定恐惧症和分离焦虑障碍等。

抑郁症：以显著而持久的心境低落为主要特征，严重的抑郁症患者会存在自伤、自杀行为，可伴有妄想、幻觉等精神病性症状，严重时可能发生抑郁性木僵，可表现为面部表情固定、对刺激缺乏反应、话少甚至不言语、少动甚至不动等。抑郁症发作时一般表现为情绪低落、兴趣减退、精力缺乏等。

创伤后应激障碍：对亲身经历或目击的，包括战争、暴力袭击、强奸、虐待、绑架以及重大交通事故等日常生活事件和自然灾害在内的、一切引起严重精神创伤的事件所引发的共同的精神障碍。创伤后应激障碍一般在遭受打击后数周至数月后发病。病人经历创伤性事件后，仍对该事件反复体验，并有回避行为和高度的警觉状态，对事件的回忆能使病人产生精神痛苦和生理应激反应。

双相情感障碍：这是一种既有躁狂症发作典型特征，又有抑郁症发作典型特征的常见的精神障碍，是一种严重的精神疾病。在躁狂发作期，患者会呈现出异常高涨的情绪状态，如极度兴奋、充满活力、自信高涨、言语增多且语速加快、思维奔逸、活动量显著增加、睡眠需求减少等。而在抑郁发作期，患者则陷入极度低落的情绪中，感到悲伤、绝望、无助，对任何事情都失去兴趣和乐趣，自我价值感极低，可能出现自责自罪的想法，还会有食欲减退、体重下降、睡眠障碍等症状，严重时甚至会产生自杀的念头和行为。

应对之道

得了心理疾病怎么办？

得了心理疾病不可怕，人们可以从多方面积极应对。

勇敢面对，正视问题。心理疾病和身体疾病一样常见且可治疗，不要逃避或否认。当出现持续不良情绪或异常行为思维时，要意识到可能是心理疾病表现，及时关注。

寻求社会支持。经常与家人和朋友沟通，倾诉感受困惑，他们的理解支持关爱能带来温暖力量。也可加入支持小组，与同病患者交流经验、分享感受、互相支持鼓励，你会发现自己不是独自战斗，增强信心勇气。总之，你能通过勇敢面对、专业帮助、自我调整和社会支持，有效控制心理疾病，恢复健康心理状态。

自我调整与管理。保持健康生活方式，保证充足睡眠、合理饮食、适度运动，可释放压力、改善情绪。学习情绪管理技巧，如深呼吸、冥想、放松训练等，正视和接纳情绪。培养兴趣爱好，转移注意力，投入自己喜欢的活动中，这样能缓解压力。

尽快寻求专业帮助。心理医生能准确评估状况并提供治疗方案，通过谈话和心理测试等给予诊断和建议。我们可以在专业人士的帮助下参加心理治疗，如参加认知行为疗法等，帮助自我了解问题根源，改变不良思维、行为模式。一旦开始治疗，要严格遵循医嘱，按时服药、定期复诊，不可自行停药或改变治疗方案。

心理小贴士

抑郁症等心理疾病不能随便停药

老话常说"是药三分毒"，比如平时感冒发烧只要感觉好了就会停药，但是对有抑郁症等心理疾病患者来说，随便停药是错误的。

对于心理疾病患者来说，擅自停药可能会耽误治疗，很多患者吃了一两周的药物觉得药物没什么效果就会停药，但现实情况是，吃一两周的抗精神病药物，基本起不到什么治疗的作用。药物治疗一般约4—6周起效，由于每个人都存在差异性，即使同样的一种药物，在不同的患者身上，也不会表现出完全相同的治疗效应和副作用效应。

相关调查显示，抑郁症首次发病后的再发率为50%—60%，再发后第三次发病率为70%—80%，而经历了三次发病，复发率超过90%。并且患者每复发一次，抑郁症状还可能会加重，治疗难度也会加大，维持治疗的时间也要延长。抑郁症患者如果过早停药，复发的概率也会大大提高。

精神疾病的用药和停药是一件非常严肃的事情，一定要听专业医生的意见，切忌因为自己感觉没有症状了或感觉药不起作用就随意停药，也不要想起来就吃、忘记了就不吃了，不规范用药有可能导致病情反复，加大治疗难度。

07

心身疾病和身心疾病，
怎么分清楚？

30岁的小张患失眠已有4年，中途吃了不少中药、西药，效果均不明显。小张是个创业者，每天的工作压力很大，要操心的事很多，一刻都不敢停歇。他最主要就是昼夜不分，醒了就开始工作，不管是白天还是晚上，常常熬夜通宵。小张忽然发现自己体内生物钟乱了，白天困得要死，晚上精神抖擞，这可愁到他了。小张后来还去买了安眠药，强行让自己入睡。服了一段时间药后，小张发现，除了刚吃药的那一会睡得很快，后来睡眠质量就更差了，很容易醒。这就导致小张有很长一段时间精神很差，干啥啥不行，脸色苍白，时常顶着一个大黑眼圈，朋友都快看不下去了，让他赶紧去医院看看。小张后来去医院了，医生开了一些镇静的药物。后来小张吃了药觉得没用，也就没再吃，没再去管。小张的病情慢慢转变为了"慢性失眠"，病情日益严重。中途经朋友介绍小张还去吃了中药，但效果依然不明显，他抱怨了好多次医师的水平不行，但是他也没办法……

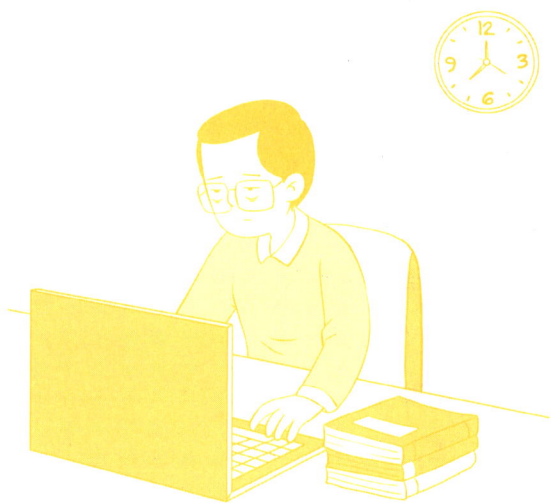

　　小张由于创业压力大，作息不规律，久而久之便发展成为失眠，这是常见的睡眠障碍，属于心身疾病。生活中，人们常将心身疾病和身心疾病混为一谈，因为这两个名词实在太接近了。实际上，二者的定义和治疗差别甚远。

　　心身疾病也被称为心理生理障碍，是指由心理因素引起，以躯体症状为主要表现的疾病。心身疾病的临床表现比较多，情况比较复杂，主要表现为进食障碍、睡眠障碍、性功能障碍等症状。进食障碍包括神经性厌食、贪食、呕吐等，表现为害怕肥胖、发作性大量进食，或者进食后出现反复呕吐；睡眠障碍表现为失眠、嗜睡、睡眠异常等，入睡与觉醒的节律出现紊乱、反常，或者出现入睡后起来四处走动，等等；性功能障碍表现为性欲减退、阳痿等；还有的患者会引发支气管哮喘，即在没有过敏原的情况下哮喘也会发作；等等。大多数心身疾病患者容易被情绪影响，性格上有着依赖性强、较被动、懦弱且敏感的特点。

　　而身心疾病是因人的机体发生了生理变化而引发了个体心理、行为上的变化，例如阿尔茨海默病（老年痴呆症）、经期精神紧张、更年期综合征等。这些疾病是因为生理变化而导致的心理、行为的变化，与当事人社会认识无关，其心理、行为的变化不受自我意识的控制调理。身心疾病是由心理社会因素起重要作用的具有持久的躯体病理形态变化的一类疾病，其临床表现以躯体症状为主。

　　人们常将身心疾病和心身疾病混为一谈：一是因为患身心疾病也会出现精神问题；二是因为患身心疾病的人无法摆脱自身生理上的痛苦，通常会对自身的人格产生否定的认识，此时，病人的精神表现同心身疾病患者的精神表现似乎相同；三是因为心身疾病患者因社会刺激和自我意识问题而导致心理状态不平衡的时候，也会有与身心疾病患者发病时相似的生活痛苦。

应对之道

如何预防和应对心身疾病？

　　心身疾病是心理因素和生物因素综合作用的结果，因而心身疾病的预防也应同时兼顾心、身两方面。心理社会因素大多需要相当长的时间作用才会引起心身疾病，因而心身疾病的心理学预防应从早做起。

保持开朗的心情。在烦琐的日常生活中，如果你觉得不顺心的事好像总是多过顺心的事，那么，你应该检视你的生活和工作是否出了问题。过于紧张的生活节奏会给人带来极大的心理压力。适当地放慢节奏，通过多种多样的娱乐活动如听音乐、看电影、旅游等来调节生活节奏是很好的减压方法。

不要对自己的身体或疾病给予太多的关注。许多人都有一种习惯，放大自己的不舒适感。有的人在感到身体的不适之后，过分担心或凭空臆测自己的健康状况，结果每况愈下。有的人在报纸杂志上看到相关的文章就对号入座，越看越像，越看越怕，让自己陷入无法解脱的痛苦境地。事实上，只要坚持合理的生活安排，定期（半年或一年）到医院做一些常规体检，以坦然的心态面对自己，那么，许多"疾病"都会离你而去。

多一点交流沟通。人与人之间和谐的沟通和支持对自己、对他人都是大有裨益的。走出狭窄的生活圈，广交益友，把心里的苦恼和郁闷向朋友们倾诉是保持心身健康的好方法。

和"运动"交朋友。将生命的潜能尽情地释放在各种各样的运动中，你将体会到心身和谐的绝美感受！

切勿讳疾忌医。如果你发现自己或亲人、朋友在情绪、行为上有反常的表现，如果你通过种种自我调节、疏导都无法改善这种变化，那么，千万不要小看这种情绪变化，当它较长时间存在下去，一般的心理咨询、心理疏导已不能解决问题时，不要忌讳到专业医生那里获得帮助。

心理小贴士

六大人群容易出现心身疾病

生活中一般到综合医院就诊的患者中只有38%的人是单纯的躯体疾病，剩余62%的人都是心身疾病或心身障碍。

应激是心身疾病的根源，紧张的生活、竞争的压力、超负荷的工作等都可能导致内心的矛盾冲突，进而引起身体的异常反应；反之，长期的躯体疾病困扰也会引起焦虑、担心等不良心理状态。

有研究者发现心身疾病呈现出一定的职业特征，程序员、医护人员、公交司机、媒体工作人员等人群相对来说出现心身问题的较多，慢性病患者及精神疾患家属也是高危群体。

人群1：程序员

有人提议将10月24日定为"中国程序员日"，因为他们太辛苦了。他们昼夜伏案工作连轴转，还要承受巨大的项目压力。

在心理咨询门诊咨询的IT从业人员多数都很年轻，他们反映的主要问题是晚上睡不着，整个人消瘦憔悴，很多人需要吃安眠药才能入睡。其实这是一种很典型的睡眠障碍，超负荷的工作以及巨大的工作压力影响了他们的睡眠质量。

人群2：医护人员

对医护人员的健康焦虑开展的一项调查研究发现，20%的医生和30%以上的护士存在焦虑。由于职业的缘故，他们整天面对疾病、痛苦、死亡，久而久之就出现了焦虑，总是担心自己生病，有些人甚至好端端的，就肚子疼、头疼。

人群3：公交司机

"我每天一走上公交车就想上厕所，真去了又解不出来。"这是一位公交司机的痛苦。

每天同一条线路要开8趟，每趟一个半小时，遇上堵车就要2个小时，工作很辛苦，越来越复杂的路况让公交司机感到压力很大，每天都担心会不会撞到突然冲出来的电瓶车或行人。时间长了，这位公交司机就总感觉想上厕所。

人群4：媒体工作人员

媒体工作人员也面临很大的压力，他们为了一个选题费尽心思，为了一篇稿子熬到深夜，为了收视率、阅读量忧心忡忡……因此，他们中不少人都有失眠问题，还总感觉头疼、心慌等。

人群5：精神病人家属

家中有精神病人，家属需要长期小心翼翼照顾病人。这样不仅正常的家庭生活被打乱，自己的身心还处于高度紧张状态，生怕引起患者心理的波动或发生意外。这类人群可能出现明显的焦虑、担忧。

人群6：慢性病患者

原本有冠心病、糖尿病、哮喘、甲亢、功能性胃肠疾病等的患者，需要长期甚至终身接受治疗。病去如抽丝，病人长年累月承受着病痛，无法正常生活，身心受到煎熬，有可能伴发心理问题，而负面的情绪心理也会加重病情。

08

神经症VS神经病，
仅仅是一字之差吗？

老张是一家公司的老板，公司生意做得很好，可是这几个月来他却很苦恼，用他自己的话来说整日提心吊胆生活，生不如死。3个月前的一个晚上他通宵打牌，早上送友人赶飞机，驾车途中老张突然出现心慌、呼吸困难、胸闷、浑身发抖、手心脚心出汗等症状。后来老张逐渐出现整日担心自己犯病，不敢独处、不敢开车的情况。最终老张不敢一个人出门，整日惴惴不安，注意力不能集中，有时候甚至不想去上班，不想出门，总害怕自己的病突然发作。最后，经过朋友的介绍，他到医院的心身科就诊，医生诊断他得的是神经症，老张一听哭笑不得，怎么好端端的，自己变成了大家口中的"神经病"呢？

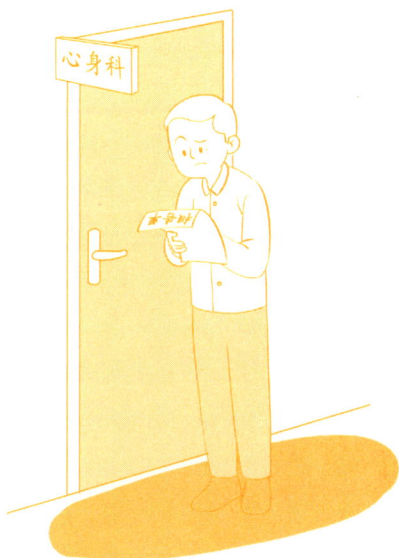

心理解读

老张患的是惊恐症，惊恐症是一种神经症。神经症是一系列精神障碍的总称，包括神经衰弱、强迫症、焦虑症、恐惧症、躯体形式障碍等，让患者深感痛苦且妨碍心理功能或社会功能，但没有任何可证实的器质性病理基础。

病程大多持续迁延或呈发作性。神经症的发病通常与不良的社会心理因素有关，不健康的素质和人格特性常构成发病的基础。它的症状复杂多样，其典型体验是患者感到不能控制自认为应该加以控制的心理活动，如焦虑、持续的紧张心情，恐惧、缠人的烦恼，自认为毫无意义的胡思乱想，强迫观念，等等。患者虽有多种躯体的自觉不适感，但临床检查未能发现器质性病变。患者一般能适应社会，其行为一般保持在社会规范容许的范围内，可以为他人理解和接受，但其症状妨碍了患者的心理功能或社会功能。患者对存在的症状感到痛苦和无能为力，常迫切要求治疗，自知力完整。

而容易与之混淆的神经病在医学或心理学中是指周围神经疾病，是一类周围神经系统发生的器质性疾病。根据神经所在的位置和功能不同，可以把神经系统分为中枢神经系统和周围神经系统。神经病是指周围神经损害表现出的病理特征，其主要特征是周围神经有器质性的病变。

神经症与神经病虽一字之差，但含义却大相径庭，切不可混淆。简单来说，神经症通过各种医学仪器检查是发现不了问题的，要通过专业的心理医生分析评估，最终确诊。而神经病则是可以通过医学仪器检查确诊的。二者就诊的科室也不同，神经症一般在医院的精神科、心身医学科、精神心理科就诊，而神经病则是在神经内科或者神经外科就诊。

神经症是一种心理障碍，应以心理治疗为主、药物治疗为辅。临床上，神经症主要有以下表现。

患者存在心理冲突。神经症病人能觉察到自己处于一种无力自拔的自相矛盾的心理状态，患者意识到不能控制自认为应该加以掌控的心理活动，如焦虑、恐惧、强迫、持续的紧张和自认为毫无意义的胡思乱想等。通俗地说，病人总是自己跟自己过不去、自己为难自己、自己折磨自己。病人知道这种心理是不正常或病态的，对症状的事实有一定的自知力。

患者精神痛苦。神经症是一种痛苦的心理障碍，病人普遍存在精神痛苦的情况。因此，病人往往主动就医或求助心理医生。喜欢诉苦也是神经症病人普遍而突出的表现之一。

发病时间持久。神经症是一种持久的心理障碍，不同于各种短暂的心理问题，发病时间至少持续3个月以上。

患者社会功能受损。健康人并非没有心理冲突和痛苦，而是冲突和痛苦成了他们进行建设性和创造性活动的动力。神经症性心理冲突却不是这样，它的内容可以是固定不变的，导致病人心理不能成长；它的内容也可以经常变化，从人生现实的重大事件变成生活中鸡毛蒜皮的小事，或者就在几件事情上反复来回纠结。一言蔽之，神经症性心理冲突是破坏性的，而健康的心理冲突却是建设性的。

患者没有出现器质性病变。所谓没有器质性病变，就是在医院做的各项检查，比如心电图、胸片、CT等各项检查都没发现异常。

应对之道

如何预防神经症？

劳逸结合。大家无论是在学习还是工作的过程中，都一定要注意做到劳逸结合，避免让自己的身体或者心理长期处于一种过度疲劳紧张的状态之中，这样才能有效维护自己的身体健康和心理健康，起到预防神经症的效果。

保持心情的愉悦。不良的心理状态是促使神经症发病以及反复发作的重要病因。为了防止自身受到神经症的困扰和侵害，大家在生活中一定要注意以积极乐观的心态来面对各种困难，保持心情的愉悦，维护自己的心理健康。这样不仅可以预防神经症，还可以有效防止其他心理问题的出现。

创造良好的环境。不良的家庭生活环境、学习环境以及工作环境是导致神经症发生的原因，因此大家需要针对这种病因来做好神经症的预防工作，创造一个良好的环境。

正确认识自己。大家一定要对自己的能力有一定的认识，尽量不要做一些超过自己能力范围的事情，这样才能防止自己承受一些不必要的压力，防止神经症的出现。

神经症是怎样确诊的？

神经症的诊断较为复杂，需从多方面综合考量。

首先是症状评估。一方面，医生会详细询问病史，与患者深入交谈，了解症状出现的时间、频率、严重程度及发展变化等情况。比如患者若有强迫症，医生会询问强迫行为的具体内容、出现情境、持续时间及对生活的影响。同时，医生还会了解患者的既往病史、家族病史、生活经历、工作学习与人际关系等，以探寻可能的病因和诱发因素。另一方面，医生会通过分析症状表现来判断是否符合神经症诊断标准。常见症状包括焦虑、抑郁、恐惧、强迫、躯体化等。另外，医生可能使用心理测试评估患者的心理状态。

其次是访谈评估。医生会与患者进一步交谈，了解其心理状态、思维方式、情感反应、人际关系等，并建立良好医患关系，促进患者自我表达和探索。

最后是排除器质性疾病因素。神经症患者常有持久心理冲突，虽感痛苦且妨碍心理或社会功能，但无器质性病理基础。由于神经症症状与一些器质性疾病相似，医生会根据患者症状安排血常规、生化检查、甲状腺功能检查、心电图、脑电图等检查，排除是因身体疾病才导致的心理疾病。若发现有器质性病变，需进一步明确诊断并治疗。

总之，神经症的诊断需综合多方面因素，若怀疑自己患有神经症，应及时就医，让专业医生通过详细询问病史、症状评估、心理评估及排除器质性疾病等方法明确诊断并制定个性化治疗方案。

09

揭开神秘的面纱，
心理咨询到底是怎么回事？

小清最近很是烦恼，生活和工作上的压力让她有点喘不过气来。公司最近不景气，为了节省开支，公司决定裁员，小清近期业绩不佳，她感觉自己是要被裁员的重点对象，为此忧心忡忡，压力很大。偏偏这个时候，父亲又病重住院，需要人照顾。于是她每天往返公司与医院，早出晚归，身心俱疲。小清丈夫长年出差，家里大大小小的事都是她一个人在料理，7岁大的儿子下午放学也要她去接。她觉得这样的婚姻并不幸福。这天班主任打电话告诉小清，孩子很调皮，下午和同学打架，把其他孩子的手打伤了，要她明天过去和对方家长协商处理。小清接完电话后便一个人哭了起来。闺蜜知道情况后让她去医院心身医学科做心理咨询缓解压力，小清从来没有体验过心理咨询，她内心嘀咕，心理咨询真的有用吗？

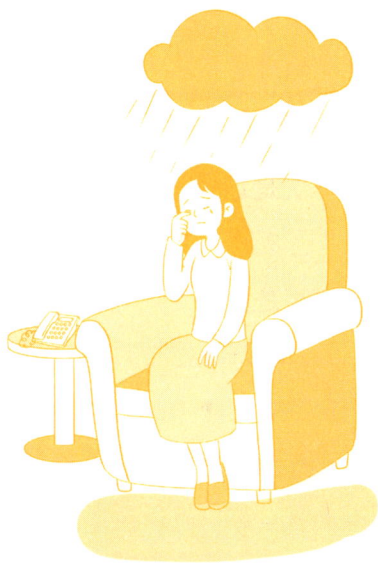

心理解读

小清工作和生活压力大，诸多负性生活事件压得她喘不过气来，这时候的她急需心理上的援助。心理咨询是由专业人员即心理咨询师运用心理学以及相关知识，遵循心理学原则，通过各种技术和方法，帮助求助者解决心理问题。心理咨询按咨询人数可分为个别咨询、团体咨询，按咨询内容又可分为多种类型。

个别咨询包含四部分内容，即一般心理问题、严重心理问题、部分神经症性心理问题以及精神病性问题。一般心理问题是一个人在成长的各个阶段，由生活、工作、社交、情感中所遇到的心理问题而产生的，因现实因素激发、持续时间较短、情绪反应能在理智控制之下，不严重破坏社会功能、情绪反应尚未泛化的心理不健康状况。严重心理问题往往是由相对强烈的现实因素激发，初始情绪反应强烈、持续时间较长、内容充分泛化的心理不健康状态，如重要关系的破裂（分手、离婚、失亲）、学业事业的失败（重要考试失败、失业）等问题导致长期痛苦、焦虑等。神经症性心理问题又被称为可疑神经症，是一种心理不健康状态，已接近神经衰弱或神经症，有学者认为它是神经衰弱或神经症的早期阶段。精神病性问题即是精神疾病，是指在各种生物学、心理学以及社会环境因素影响下，大脑功能失调，导致认知、情感、意志和行为等精神活动出现不同程度障碍，为临床表现的疾病。对于精神病性问题，心理咨询师只能进行有条件的辅助性工作。

团体咨询是通过团体内人际交互作用，促使个体在交往中通过观察、学习、体验，进而认识自我、探讨自我、接纳自我、调整和改善与他人的关系。团体咨询可以帮助人们学习新的态度和行为方式，使人们重新回归良好生活。

心理咨询按咨询内容可分为多种类型。

其一为情绪管理咨询。情绪管理咨询主要帮助人们应对不良情绪。生活中的压力常引发焦虑、抑郁、愤怒等情绪，咨询师会引导来访者分析情绪产生原因，如工作压力、人际关系冲突等。咨询师一般会教授情绪调节技巧，如深呼吸、冥想、渐进性肌肉松弛等放松训练，以及帮助咨询者进行认知重构，改变对事件的负面看法。

其二是人际关系咨询。人际关系咨询主要针对交往中的问题，如与家人、朋友、同事等发生矛盾或社交恐惧。对于矛盾冲突，咨询师会分析矛盾原因和双方需求，引导双方有效沟通协商以解决问题。对社交恐惧，咨询师会通过系统脱敏、认知行为训练等帮助咨询者克服恐惧，提高社交能力。

其三为职业发展咨询。职业生涯中会遇职业选择困惑、发展瓶颈、职场压力等问题。对职业选择迷茫者，咨询师通过职业兴趣测试、价值观评估等确定适合方向。如大学毕业生不知选何职业，咨询师可以提供建议。对有发展瓶颈者，咨询师会帮助咨询者分析状况，制订规划，提升其职场竞争力。

其四是婚姻家庭咨询。婚姻家庭咨询主要针对夫妻关系、亲子关系和家庭矛盾。夫妻关系方面，改善夫妻间的沟通，帮助他们解决冲突、增强亲密感。亲子关系问题中，咨询师会指导家长了解孩子心理需求和发展特点，掌握正确教育方法，改善亲子沟通。总之，不同类型的心理咨询为人们解决心理问题和生活困扰提供专业帮助。

应对之道

哪些人群需要做心理咨询？

出现以下状况的人建议去做心理咨询。

情绪低落或情绪不稳，时间超过三周未缓解。情绪低落：个体内心有沉重感，整日忧心忡忡，愁眉不展；严重时忧虑沮丧，唉声叹气，悲观失望，感到生活乏味，甚至认为生不如死；有时候甚至出现自残或者轻生的念头。情绪不稳：个体的情绪在主、客观影响下易于诱发、易于转化和易于消退，通常表现为喜怒无常，情绪不受控制。

总感到身体长期不适。感觉身体不舒服，如有各种疼痛且浑身乏力，但是经过医学检查并未发现明显身体异常，情绪出现明显的焦虑和抑郁，精神不佳，无法正常生活。

学习、工作压力过大。在心理学上，这种因压力产生的情绪状态大多数情况下被称为应激。产生应激的生活事件有两种：一是突如其来的、重大的事件；二是长期生活、学习或工作的环境。当刺激的强度或是持续程度超出人的应对能力时，会引起一系列心理、生理反应，使得人感到痛苦、紧张或身体不适。

长期失眠。常表现为难以入眠、不能入睡、维持睡眠困难、过早或间歇性醒来而导致睡眠不足。当然也有夜晚睡得很好，但是自己觉得睡眠不足的心理疾病患者。

遭遇重大生活挫折。这种生活事件往往能造成个体一系列应激反应。如果刺激强度超出个体的应对能力，便会引起一系列的心理、生理反应，使得个体感到痛苦、紧张或身体不适，例如遭遇过灾难、事故等。

心理小贴士

心理咨询，你其实不需要担心

真正好的咨询师会让你觉得亲切，像是最好的朋友一样，那些平时说出来会让你感到不舒服的话，都可以在这里尽情表达。对方也会对你感同身受，而不只是用理性思维去生硬地说教。当与你的咨询师交谈时，很少有话题是不可以谈的。以一种开放和允许脆弱的心态来进行心理咨询是必要的。当你能够在咨访关系中建立起信任，并且能够毫无顾虑地展现脆弱的一面时，咨询的进展就会加快。

10

心理医生和心理咨询师，他们有什么不同？

张先生是一家公司的白领，工作将近10年，在一线城市靠自己的努力打拼，结婚生子，买了房和车，一家人其乐融融，过着让人羡慕的生活。但最近两年张先生有点变化，他总是很容易困倦，情绪不高，有时晚上睡眠不是太好，工作效率有些低，但平时生活应酬没有任何影响，工作也基本能够胜任。然而一遇到工作突然加重，或家庭有些突发事情时，张先生会显得力不从心，或焦虑不安，总担心自己处理不好。逐渐地，他开始为未来担心，担心自己照顾不了家庭，不能给父母、妻子、孩子带来幸福的生活。他每天都很想努力工作，但收效很小，经常注意力不集中，记忆力也开始出问题，每天上午就会感觉脑子不清醒，只能靠咖啡提神。工作上虽然没有出现大纰漏，但小错不断发生，这让领导逐渐对张先生产生了看法。张先生到医院做了检查，身体没什么毛病，朋友得知情况后，说他这可能是心理上的问题，让他去看心理医生或者心理咨询师。张先生也怀疑自己是得了什么心理疾病，但究竟是去看心理医生还是心理咨询师，他拿不定主意了。

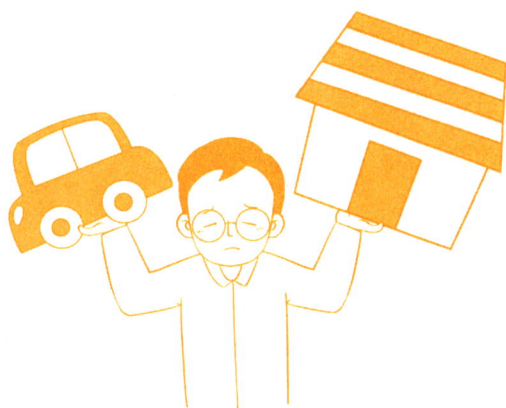

心理解读

日常生活中，很多人分不清心理咨询师和心理医生的区别，常常将二者混为一谈，实际上二者既有区别又有联系。心理咨询师是指运用心理学以及相关知识，遵循心理学原则，通过各种技术和方法，帮助求助者解决心理问题的专业人员。而心理医生则是运用心理学知识和精神诊断的理论知识，通过医学的手段，解决来访者心理障碍的专业人员。心理咨询师和心理医生都强调和来访者（患者）建立良好的人际关系，并贯穿到咨询或治疗过程的始终。另外，二者往往遵循相同的心理学理论和方法。而二者之间的区别一般体现在下列几点。

性质不同。心理医生是医学专业教育背景，心理医生在从事心理治疗工作时，等同于其他科室的医生，是有处方权的，也就是说，在有必要时有权对病人进行药物治疗。心理咨询师只能通过专业的心理技术为来访者提供帮助，通常无处方权。《中华人民共和国精神卫生法》规定，心理咨询人员不得从事心理治疗或者精神障碍的诊断、治疗。

工作场所不同。顾名思义，心理医生是在医院进行工作。心理咨询师则大多在心理咨询机构（如学校咨询室、社区咨询室）工作，但随着医疗制度改革，现在已经有医院开始聘请心理咨询师。

服务对象不同。选择去医院做心理治疗的人，大多都伴随着躯体的疾病。相当一部分病人都是在其他科室反复求医不治，最后不得已才被推荐到心理科。所以心理医生们接待的来访者，一般都是心身疾病或躯体障碍患者。而心理咨询师主要解决健康人群的心理问题。心理咨询师的来访者大多社会功能良好，只是在生活中遇到了一些情绪或关系的困扰，想通过心理咨询提升生活质量。

工作目的不同。心理咨询师主要工作是运用心理学的方法和技术，为来访者提供心理咨询服务。他们通过与来访者的交流和互动，帮助来访者解决心理问题、改善情绪状态、提高心理健康水平。咨询方法包括谈话疗法、认知行为疗法、心理动力疗法、人本主义疗法等。

心理医生不仅可以提供心理治疗，还可以对心理疾病进行诊断和药物治疗。他们会根据患者的症状和体征，进行全面的评估和诊断，确定对方是否患有心理疾病，并制定相应的治疗方案。治疗方法包括药物治疗、心理治疗、物理治疗等。心理医生可以根据患者的情况开具适当的药物。

应对之道

心理咨询师和心理医生，该如何选择？

要回答这个问题，首先我们要知道心理咨询和心理门诊分别适合哪些对象。

心理咨询最主要的对象，是健康人群或存在心理问题的人群。健康人群往往会面对许多家庭、择业、求学、焦虑、抑郁、社会适应等问题，他们会期待做出理想的选择，顺利地度过人生的各个阶段，求得自身能力的最大发挥和寻求生活的良好质量。对于这样的来访者，心理咨询师可以从心理学的角度，提供中肯的发展咨询，给出相应的帮助。

而心理医生治疗的对象往往是情况比较严重、通过心理咨询得不到有效帮助的患者，这类患者通常表现为心理异常，他们的心理活动失去了正常功能，无法保证正常的工作和生活。常见的心理异常包括神经症（如焦虑症、抑郁症、强迫症等）、癔症、人格障碍、性心理障碍、应激相关障碍和精神分裂症等。其特点：一是有强烈的心理反应，可出现思维判断上的失误，思维敏捷性下降，记忆力下降，有强烈的自卑感和痛苦感，缺乏精力，意志减退。二是有明显的躯体不适感，如消化系统可能出现食欲不振、便秘、腹泻等症状，心血管系统可能出现心慌、胸闷、头晕等症状，内分泌系统可能表现出月经周期改变、性功能障碍等。三是社会功能受到影响，患者的工作能力和人际交往能力受到严重损害，无法履行正常的社会职责，患者缺乏轻松、愉快的体验，痛苦感非常强烈。患者一般不能通过自身调整和非心理科专业医生的治疗而康复，需要服用药物或者住院治疗。经过临床治愈的患者，也可以接受心理咨询，用于辅助治疗。

总的来说，属于发展性、健康性的轻中度心理问题适合寻求心理咨询师的帮助，而严重的心理问题（如抑郁症、精神分裂症）则更需要心理医生的介入治疗。

心理小贴士

心理咨询师能够提供帮助的9个方面

对于很多人来说，心理咨询常常是一种被低估的资源，特别是对于那些有药物滥用、成瘾和心理健康状况风险的人群。当你在努力摆脱逆境时，你很难认识到心理咨询师可以为你和你的健康带来的好处。

如果你曾进入低谷时期，又或是感到焦虑、抑郁和成瘾，这些情况会使人迷失，使一切看起来毫无意义。当你需要咨询时，一个合格的心理咨询师是一笔宝贵的财富。心理咨询师是如何给求助者提供帮助的呢？

一、为求助者提供支持

持久的个人成长，第一步需要先找到一个让你感到舒适并且不会评判你的地方。许多人可能有痛苦或难以启齿的记忆，他们都曾因自己不佳的状况而失去对自己行动或情绪的控制，从而造成了不良的后果。

咨询师的主要作用是向有需要的人提供持续的帮助与支持。彼此信任的心理咨询是个人成长的关键，这种信任也能够作为康复的基础。

二、帮助求助者提升应对能力

应对能力是人成长中必不可少的能力。伤心的事和创伤可能会是一种诱因，让人失去应对能力，陷入到消极行为中。心理咨询师会帮助求助者制定应对方法，使求助者不至于重新陷入旧的习惯中，因为这些习惯可能会导致求助者陷入消极行为中。

三、帮助求助者识别问题

自我意识是个人成长的前提。这就是为什么在心理咨询中，在试图解决一些问题之前，要了解自身的一些独特的习惯，不管是正面的还是负面的。

通过在心理咨询中讨论求助者的问题，可以对困扰求助者的问题有一些关键的洞察力。

四、帮助求助者找到问题的根源

在了解了求助者的问题之后，下一步是找到根源并试图疗愈它们。许多人出现心理问题是由于家庭成员有同样的问题，或他们的过去有某种创伤。这些记忆可能是痛苦的，但正视它们并弄清楚它们为什么以这样的方式表现出来，这对于一个人的成长至关重要。

五、帮助求助者重获社会技能

有心理健康问题的人很有可能将自己与社会隔离开来，当他们进入疗愈期时，有的来访者甚至可能会惊讶于自己缺乏与其他人建立联结的能力。心理咨询可以帮助来访者重新获得积极的社交能力，以及一些其他方面的社会技能。

六、在你复发时帮助你

当你不小心重新开始恢复到消极行为时，心理咨询师可以帮助你保持清醒。在心理咨询中，健康专家会告诉你一些方法，这样即使你遇到困难，也能走在疗愈的道路上。

七、帮助求助者认识自我价值

精神健康障碍的一个副作用是低自尊。心理咨询师对求助者进行疏导，可以帮助他们认识到自己的价值。

八、帮助求助者专注于康复

从心理健康障碍中恢复并不容易，而且会有被干扰的情况。心理咨询可以帮助求助者在康复过程中把注意力集中在目标上，确保他们生活中没有其他东西占据优先地位。

九、帮助求助者做出更健康的选择

恢复心理健康状态需要养成有利于疗愈的习惯。从营养到娱乐，心理咨询师可以帮助求助者养成更健康的习惯，以保持他们的疗愈之路持久。

11

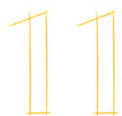

你意识到
你潜在的心理危机吗？

案例导入

在现代社会中，"高负荷"已经成为一种屡见不鲜的生活状态：一大堆作业没写完，临近考试没时间复习，压力真的比山大；通宵熬夜加班，提交的方案还是被否定，好累好绝望；没有时间社交，家人还催恋催婚……

学习、工作和生活上的重重压力就像一块一块的巨石，压得我们无法喘息、无法逃离，常常使我们沮丧和崩溃。那么，除了无奈地安慰自己再坚持一下，我们还能做些什么呢？

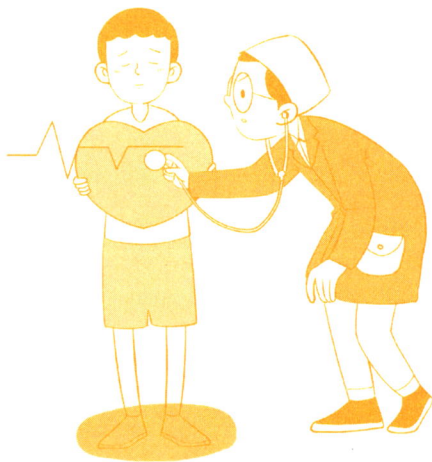

心理解读

上面列举的情况在现实生活中普遍存在，每个人都面临着烦恼和困难，体会着这样或那样的疲倦和焦躁。从心理学来看，它们也是心理危机发生的重要危险因素，如果任由其发展的话，就很有可能造成持续性的情绪痛苦，产生心理障碍甚至出现不理性的过激行为。

心理学家认为，当一个人面对的困境超过了他的能力范畴，即他先前的处理危机方式和惯用的支持系统不足以应对眼前的困境，这个人就会产生暂时的心理困扰。这种暂时性的心理失衡状态就是心理危机。

在现实生活中，绝大多数人在遇到困难的时候还是比较乐观的，他们通常会保持积极的心态去解决问题。然而，一部分人缺乏有效的心理教育和危机管理，会使得他们在遇到挫折的时候表现出十分消极的状态。这些消极的心理状态日积月累必然会导致心理问题的发生，甚至会发展成心理疾病。这类人总是表现得情绪变化异常，容易焦虑发脾气，无法冷静地对待身边的人或事，或者感到极度悲观，产生强烈的自责自罪感，面对困难容易放弃，对生活不抱希望。当身边有人出现这些表现的时候，我们需要予以适当的关心和关注，帮助他们渡过难关。但如果真的有人遭遇心理危机，最终能重新建立起对人生的信心的只有他们自己。老话说得好，人生不如意事十之八九，一味地沉溺于不如意的忧愁中，只能使不如意变得更不如意。

应对之道

如何应对潜在的心理危机呢？

关注身体健康，及时休息，保证充沛的精力。长期处于压力状态下，身体会吃不消，它会向我们发出各式各样的警示信号，比如头晕、腿麻、颈椎疼痛等，这些身体症状都在提醒我们需要停下来休息了。俗话说，根深才能叶茂，只有拥有了健康的身体，你才能有足够的力量去维护家庭的和谐、开创事业的成功。

学会向周围的人求助，别孤军奋战。看过《西游记》的人，一定对孙悟空的神通广大记忆深刻，但是，你可能没意识到，孙悟空非常善于向他人求助。如果在生活中遇到难以应对的困境，请不要羞于向他人求助，要明白，善于求助的人都容易成功。

学习一些放松的小技巧。心理学上有很多关于放松训练的技巧，比如呼吸法、肌肉放松法、意象训练、冥想练习等，它们都有助于降低焦虑水平，缓解压力，此外，还可以通过运动、听音乐、画画等方式进行减压。

心理小贴士

呼吸放松法引导语

我们来做鼻腔呼吸的练习。请你在一个舒适的位置上坐好，姿势摆正，将右手的食指和中指放在前额上，用大拇指按压住右鼻孔，然后用左鼻孔缓慢地轻轻吸气，再用无名指按压住左鼻孔，同时将大拇指从右鼻孔移开，由右鼻孔缓慢地、尽量彻底地将气体呼出。再用右鼻孔吸气，用大拇指按压住右鼻孔，同时打开无名指，再用左鼻孔呼气，由此作为一个循环。

好！现在让我们来做一遍，先做好准备，将右手的食指和中指放前额上，用大拇指按压住右鼻孔。好！现在用左鼻孔吸气，把无名指移到左鼻孔，打开大拇指用右鼻孔呼气，再用右鼻孔吸气。同时大拇指按压住右鼻孔，打开左鼻孔呼气，左鼻孔吸气。好！打开右鼻孔呼气，右鼻孔吸气，左鼻孔呼气，左鼻孔吸气，右鼻孔呼气，再来，右鼻孔吸气，左鼻孔呼气。好！随着控制呼吸，你变得很放松，非常放松，你体验到了这种放松，不知你学会了没有？如此作为一个循环，我们可以做5个，以5个为一组，我们可以增加到两组或者三组，也就是说，我们可以重复这样的动作10—15个循环。

下面让我们再来复习一遍。请做好准备，将右手的食指和中指放前额上，用大拇指按压住右鼻孔，现在用左鼻孔吸气，把无名指移到左鼻孔，打开大拇指呼气，再用右鼻孔吸气，打开左鼻孔，呼气。左鼻孔吸气，右鼻孔呼气，右鼻孔吸气，左鼻孔呼气，左鼻孔吸气，右鼻孔呼气，右鼻孔吸气，左鼻孔呼气。好！现在你的全身肌肉、你的心情都非常放松，你确实体验到了这种放松，放松让你很舒服。练习就到这里……

第二篇
心理危机援助篇

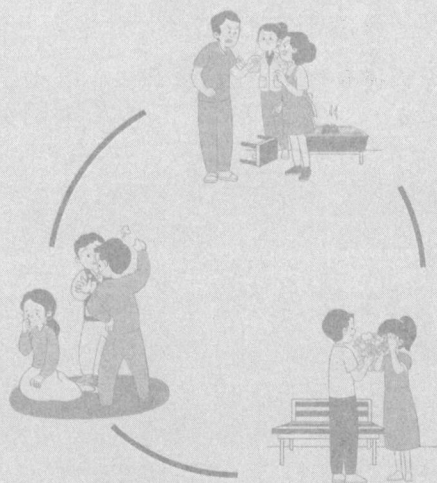

12

身边的人心理疾病突然发作，我们可以做些什么？

就读高三的程程突然被医生确诊为抑郁症，父母对此难以置信，甚至否定诊断，拒绝医生的服药建议。经咨询师了解，程程小时候又黑又瘦，是家里的独生女，因为家庭经济条件一般，父母忙于工作，对她疏于照顾，她的饮食起居基本由奶奶负责。她在八年级时还因为自卑拒绝了自己喜欢的男生的表白，自此更加消极地看待周围事物。由于父母长年忙于工作，奶奶也年纪大了，这些事情程程从来没有主动和家人诉说过。

进入高中后，程程出落得亭亭玉立，一改过去的黑瘦小形象。学校表白墙上常常出现程程的名字，很多男生公开表示对她的喜欢，因此流言蜚语不断。班级同学开始对她指指点点，好朋友也远离她。程程的成绩开始下滑，整天闷闷不乐，因为一件小事和朋友闹矛盾后程程便不愿再上学。此后，程程总是躲在家中不见人，常常突然就情绪崩溃，悲泣不止，觉得人生没有任何意义，逐渐出现自残行为和自杀意念。

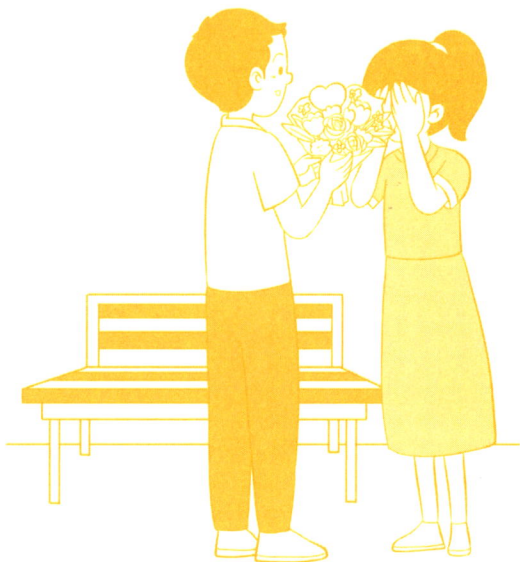

心理解读

心理疾病看似突然发作，实则并不突然。一般而言，心理疾病是长时间痛苦积累的结果，在此之前，有很多线索都在向我们提示。程程总是被同学取难听的外号，导致自卑和长时间的情绪低落，甚至看待周围事物也变得非常消极，这就是抑郁症的诱因之一。进入高中后，由于人际关系不佳、老师不理解、家长不关心，不堪重负的程程最终患上了抑郁症。

既然如此，生活中有哪些线索是在向我们示警呢？

退缩行为明显增多，情绪活力明显下降，不愿与人交往，对以往热爱的事物不再有兴趣，食欲减退或失眠、嗜睡等，对现实生活明显抗拒。

近期遭受了重大的压力性事件，比如失恋、下岗失业、财务危机、亲人去世等，这些事件可能潜在或直接导致心理危机。

开始酗酒或滥用其他物质，比如曾经滴酒不沾的人突然喜欢上了喝酒，曾经睡眠良好的人开始依赖性地服用助眠类药物。这类成瘾性的行为大多显示了人们出于对现实生活的逃避，开始采用外物来缓解内心的空虚、焦虑或迷茫。

出现自伤、非自杀性自残、自杀等意念或行为。生活的痛苦难以被排遣，有的人转而寻求伤害身体带来的快感和刺激感，或出现伤害他人的念头和行为，这些行为背后常常隐藏着较为严重的心理疾病。

平常生活中，我们可能会说"我要抑郁了"，这除了是一句偶尔的调侃之外，也表达着一种低落的情绪状态，我们可以通过多种方式进行情绪调节进而改善这种情绪状态，它和真实的抑郁症存在本质的区别。

在本案例中，我们可以看到在确诊抑郁症之前，程程总是采用不吵不闹的方式压抑负面情绪，遇到不开心时独自默默承受，不想带给他人负担。随着时间的推移，程程却依旧没有得到真正的倾听和理解，长期遭受着感情剥夺，就好像被孤零零地丢在了无人的荒岛上，一旦她扛不住了，造成的代价很有可能就是毁灭性的。这时候，身边的人对其进行心理健康急救就显得十分必要了。

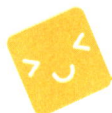

应对心理疾病突然发作的首要原则是生命第一。心理疾病突然发作的当事人可能伴随着情绪的失控或过激行为的发生，在这种情况下，旁边的家人、朋友、同事须第一时间制止其行为，确保他不会伤害自己或他人。如果当事人曾接受过专业治疗，可以寻求相关医生或专家的帮助和建议，或带领患者前往医院就诊，情况严重时则需及时拨打急救电话，必要时也可拨打报警电话求助。

生命暂时无虞，心理急救需要及时介入。这个时候我们不妨借鉴一些学者提出的三类心理护理法。

非语言性沟通。在接触当事人时要保持积极主动的倾听、温和关切的目光和稳重得体的态度，设身处地地理解当事人的困难，为他提供心理支持。

语言性沟通。给予当事人合情、合理、合法的回应，语言要温和，尽可能采用安慰性、鼓励性、积极暗示性的话语，尊重当事人的经历和感受，不对当事人的经历进行评价，使其感受到关心和帮助。

触摸式沟通。在恰当的时候靠近或接触当事人，安慰时可以轻拍肩膀，交谈时可以帮助其整理物品。这些细小的动作都会向当事人传递出温暖和善意，有助于信任关系的建立。

马克思曾说，人是一切社会关系的总和。究其本质，社会属性是区别人和动物的唯一标准，这可以看出人际互动于个体而言是多么重要！众多的心理学研究也充分表明，良好的人际关系是心理健康的基础，在进行心理危机处理的时候要多关注当事人的人际关系世界，帮助其获得家庭、学校、朋友的多方支持。

任何疾病都应以预防为主，心理疾病也不例外。包括抑郁症在内的多种心理疾病可防、可治，但预防胜于治疗。在日常生活中，我们要注意保持心情愉快，养成健康、良好的生活习惯。

心理小贴士

劝说有心理疾病的人去就医时，应该注意什么？

1.选择合适的时机。避免在对方情绪激动、压力巨大或者正处于忙碌状态时提出就医的建议。可以选择在对方相对平静、放松的时候提出建议。在沟通中，要观察对方的情绪变化，如果发现对方近期情绪有所改善，或者对某些话题表现出一定的兴趣和开放性时，趁机提出就医的建议，可能会更容易被接受。

2.表达关心和理解。以真诚、温暖的态度表达对对方的关心和担忧，让对方感受到你的支持和爱护，要注意避免批评、指责或强迫对方。要尊重他们的感受，耐心倾听他们的想法和顾虑。

3.提供具体信息。用一些正面信息，例如成功治疗的案例、医生的专业性、治疗方法的有效性等，帮助对方消除对就医的恐惧和误解。可以提供一些具体的就医资源，如推荐靠谱的心理医生、医院的精神科或者心理咨询机构，让对方选择。

4.强调自主决策。要让最终的决定由对方自己做出，让他们感受到自己对自己的生活有掌控权。例如，说："这只是我的建议，最终的决定还是要由你自己来做，我会尊重你的选择。"总之，鼓励对方积极思考，帮助他们权衡利弊，但不要替他们做决定。

5.持续关注和支持。无论对方做何决定，都要持续关注他们的状态，给予他们情感上的支持和陪伴。可以定期与对方交流，了解他们的想法和感受，让他们知道自己不是孤单的。如果对方决定去就医，要在就医过程中给予他们实际的帮助，如陪同就诊、协助安排交通等，让他们感受到你的支持和关心。

13

人口老龄化趋势下，
如何预防阿尔茨海默病？

小区的许阿姨是一位心灵手巧的人，她把丈夫和女儿照顾得无微不至。丈夫去世后，许阿姨大部分时间都是一个人在家，女儿发现妈妈逐渐变得不对劲，从说话没有逻辑，半夜出门闲逛被带到公安局，到最近她居然连电话都不会打了。

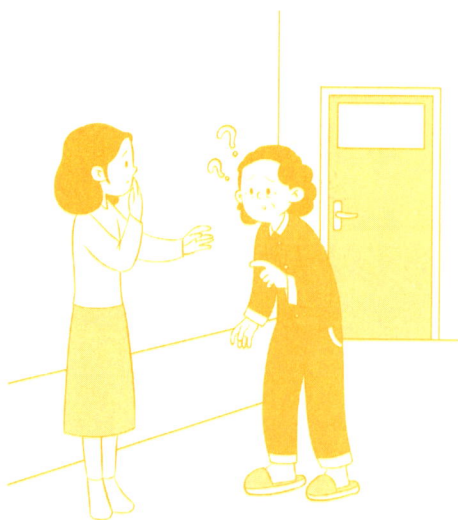

许阿姨确诊阿尔茨海默病后，住进了老年养护中心。起初她很不适应，佝偻着背四处找女儿，甚至对着洗手池喊女儿的名字，她瘦小的身影和茫然的面庞在此刻显得格外凄凉。等到女儿第二天来看望她时，许阿姨反而一本正经地问女儿："你是谁？"更糟糕的是，女儿刚离开，许阿姨就忘记了刚才发生的事，否认女儿来看过她。

这天，社区工作人员牵着许阿姨往外走，走廊上坐了一排老太太，许阿姨茫然地看着一张张陌生的脸，有点无所适从。老太太们热情地介绍着自己，许阿姨仍面露难色。就在这时，许阿姨终于在人群中认出来一个人，认出了好闺蜜张阿姨。两人激动地抱在一起，平日嘻嘻哈哈的许阿姨，此刻像个小孩子一样委屈地抹眼泪。她终于想起来，这些老太太都是年轻时她情同手足的朋友。

心理解读

　　阿尔茨海默病是一种中枢神经退行性疾病，俗称老年痴呆症，主要临床表现是记忆功能障碍、行为异常和日常生活能力下降。《中国阿尔茨海默病报告2024》显示，2021年，我国现存的阿尔茨海默病及其他痴呆患病人数将近1700万，且我国的阿尔茨海默病及其他痴呆患病率、死亡率略高于全球平均水平。

　　阿尔茨海默病在不同阶段症状也不相同。早期症状主要表现为焦虑、记忆力减退和睡眠质量下降。到了中期，患者会出现语言能力下降、思维逻辑能力减退的情况，变得敏感多疑，甚至连性格脾气都会改变。而到了晚期，患者则将完全丧失生活自理能力，身体各项功能严重降低。

　　近年来的调查显示，阿尔茨海默病的发病人群正在逐渐年轻化。当下大多数人因生活节奏加快，导致生活不规律、精神压力大、睡眠质量差，同时不健康的生活习惯和饮食会使患高血压、糖尿病、高脂血症，以及肥胖症的人群越来越多。这些因素会使患上心脑血管疾病的人也越来越多。

应对之道

如何预防阿尔茨海默病？

定期锻炼。定期的体育锻炼可以减少患阿尔茨海默病的风险。此外，锻炼还可以防止那些已经开始出现认知问题的人的病情进一步恶化。运动可以通过刺激大脑保持旧的神经连接，同时制造新的连接来预防阿尔茨海默病。对于65岁以上的人来说，在每周日程中安排2—3次中等强度的运动可能会将患阿尔茨海默病的风险降低一半。

参与社交。人类是高度社会化的生物。我们不会孤立地成长，我们的大脑也不会。保持社交参与度可以防止阿尔茨海默病的发生。因此，请你把发展和维持一个强大的朋友网络作为优先事项。随着年龄增长，虽然我们中的许多人变得更加孤立，但认识朋友和发展新的友谊永远不会太晚。

健康饮食。健康的饮食是预防阿尔茨海默病的重要手段。一是少吃糖，减少摄入高糖食品和精制碳水化合物（如白面、白米等），避免血糖急剧上升；二是多吃种类丰富的水果、蔬菜、豆类、鱼类等，烹饪时最好用橄榄油；三是避免食用快餐、油炸和包装食品，减少摄入反式脂肪酸；四是多吃富含 ω-3脂肪酸的食物，如鲑鱼、金枪鱼、鳟鱼、鲭鱼、沙丁鱼等；五是补充叶酸、维生素B$_{12}$、维生素D、镁等，有助于保持大脑健康。

进行大脑刺激和训练。那些在一生中不断学习新事物和挑战大脑的人患阿尔茨海默病的可能性较小。每天留出时间刺激你的大脑，因为大脑越用越好用。你可以学点新东西，如学习一门外语，练习一种乐器，学习绘画或缝纫，阅读报纸或一本好书。这件事情的新颖性、复杂性和挑战性越大，好处就越大。

重视睡眠。患有阿尔茨海默病的人患失眠和其他睡眠相关问题是很常见的。但新的研究表明，睡眠中断不仅是阿尔茨海默病的一个症状，而且是患病的一个可能的诱导因素。夜间睡眠不良不仅会减慢你的思维速度，影响你的情绪，而且会让你有更大的风险出现阿尔茨海默病的症状。绝大多数成年人每晚至少需要8小时左右的睡眠。所以，要建立一个有规律的睡眠计划。按时睡觉、按时起床，加强自然昼夜节律对大脑健康非常重要。

压力管理。慢性或持续的压力会对大脑造成严重的伤害，导致关键记忆区域的萎缩，阻碍神经细胞的生长，增加患阿尔茨海默病的风险。因此，我们在平常需要学会管理自己的压力，最大限度地减少其有害影响。

常见的减压方法包括深呼吸、在公园散步、和宠物玩耍、瑜伽、洗个舒服的热水澡、定期冥想等，这些都可以使你免受压力的伤害，滋养内心的平静。此外，保持幽默感，也有助于你的身体对抗压力。

心理小贴士

被阿尔茨海默病盯上的10个信号

阿尔茨海默病是一种缓慢发病的神经系统疾病，会随着年龄增长而逐渐加重。根据世界卫生组织估计，全球65岁以上老年人群中，阿尔茨海默病的患病率为4%—7%。而且随着年龄的增长，患病率也在升高。阿尔茨海默病患者可能因为患病而感到羞愧、自责，出现很多负面情绪。此时更需要家人和朋友的理解与关爱来帮助他们走出精神困境。

阿尔茨海默病发病前可能有一些特征性表现，当发现家中长辈有其中几个症状，或者所有的情况都存在时，要予以警惕，及时带老人去医院就诊。阿尔茨海默病发病前可能有以下10种特征性表现。

1.经常容易忘事，事后再也想不起来，或者反复问同一个问题，忘记别人已给的回答。

2.顾前忘后，忘记自己刚做的事情，做饭忘记放盐，甚至忘掉已做好的饭菜。

3.学习和记忆新知识的能力下降，连一些简单的词也会忘记，或者不会使用适当的语句表达。

4.没有时间概念和方向感，在住所附近的街道、门栋迷路。

5.判断力降低，或是轻易受骗上当。

6.抽象思维能力丧失，忘掉自己设置的存折密码、存款数额等。

7.随手乱放物品，或将废品当作宝贝珍藏。

8.脾气和行为变化无常，短时间内，行为、情绪从平静状态变为泪流满面或者大发脾气。

9.性格发生剧烈的不合情理的变化，如疑神疑鬼、猜忌别人等。

10.执行能力降低，失去主动性，变得比原来懒惰，对人也不热情，不愿参与任何活动，甚至是原来喜欢的活动。

14

外乡人、本地人两生厌，社区心理怎么调？

社区A地处经济发达的城市中心地带，吸引了很多外乡人前来探寻机会，王阿姨就是租住在该社区的一员。白天下班之后，王阿姨会在社区广场附近摆上烧烤摊以补贴家用。该片社区摆摊的摊主大部分都是像王阿姨一样租住在此的外乡人，摊主之间常常相互帮衬，这些点滴的温暖都让王阿姨觉得自己是"自家人"。然而，本地居民却认为他们在广场周围摆摊不仅抢占了本地资源，还造成交通拥堵和环境污染，双方甚至时常因此发生口舌之争。

这天傍晚，王阿姨照常支起了摊子，却不料摆放的凳子绊倒了下班回家的老刘，因为正值下班高峰期，加上挤在摊子前等待购买烧烤的路人，原本宽阔的道路变成了狭窄的通道。老刘恼羞成怒，从责骂违规摆放桌椅讲到对外乡人的厌恶，他认为这些外乡人租在小区让人不安。王阿姨原本打算好好赔礼道歉，付一些医药费了事，听到这里便气不打一处来，双方开始对骂起来。原本劝架的摊主也忍不了本地人明里暗里的闲言碎语，最终争吵演变成了一场地域归属的"较量"。

天气炎热，争吵愈演愈烈，直到社区工作人员出面才慢慢停止。然而，因为这件事，本地人和外乡人之间长久的矛盾摆上了台面，亟需解决。

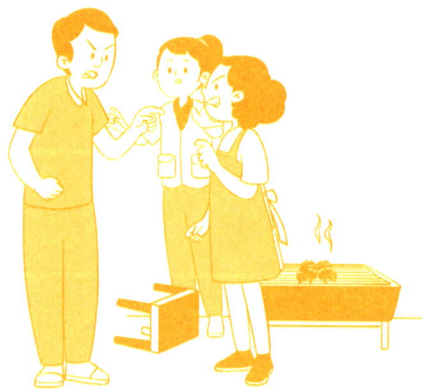

心理解读

　　由于社会快速发展和城乡发展不均衡等因素，许多人背井离乡找工作，这也导致大城市的外来人口非常多，譬如上海这一座常住人口2487.45万人的超一线城市，外来常住人口就有1007.28万人（数据来源：《2023年上海市国民经济和社会发展统计公报》）。外乡人和本地人在文化习俗和传统观念上不免有些差异，如果两者不能相互理解、相互包容，很容易出现相看两生厌，甚至排斥对立的情况。这样一个共同生活的区域就很有可能出现海格力斯效应。

　　海格力斯效应指的是一种人与人之间或群体之间存在的冤冤相报、致使仇恨越来越深的社会心理效应。当民众陷入海格力斯效应中，就容易变得易怒、偏执。在社会交往事件中，由于对事件本身或对某一方了解得不够充分，存有偏见等，就会对对方产生一种不自觉的敌意，评论变得不够客观。当双方都陷入纠缠时，对对方的偏见就会越来越大，误会越来越深，想要使事件双方握手言和也就难上加难了。正如本地人和外乡人之间的矛盾，两个群体之间的仇恨开始很小，如果社区重视解决它，矛盾化解，它自然就会消失；如果双方互相过不去，矛盾就会加深。在整个过程当中，双方心中的敌对思想就会进一步加深，最终导致两败俱伤。

　　在人际交互的活动当中，假如双方深陷海格力斯效应无法自拔的话，那么就相当于陷入了没有休止和尽头的烦恼当中，会错过诸多美丽风景，失去人际互动当中的快乐和享受，更不能构建良好的人际关系。人在受到恶性刺激之后，会生成不良情绪，甚至是产生心理障碍，从而陷入苦恼。

应对之道

社区心理工作者如何应对群体海格力斯效应的产生？

　　首先，要尽力避免在社区活动中出现故意报复行为。社区工作人员要开诚布公地提出这类问题，制订相应的规章制度对恶意报复行为进行约束和禁止，防止事态进一步升级。

　　其次，要加强双方的沟通和了解。社区矛盾的产生最初大多是信息不畅、沟通不到位所致，例如在本案例中本地人和外乡人相互讨厌的问题，特别需要促进双方相互了解。因此，社区应当建立一个表达居民呼声、回应呼声的动态管理机制和配套措施，提供发表意见、宣泄情绪和吐露真心的途径。

最后，社区心理工作者要对不同主体进行多渠道沟通。目前社区矛盾具有主体的多元性、积累的渐变性、发生的突发性和扩散的连带性等特点，社区心理工作者应多方了解矛盾双方的冲突核心。在本案例中，解决问题需要关注不同群体的心理健康需求，及时发现哪些人有心理健康咨询的需求，了解他们的心理危机特点，及时进行心理危机干预，帮助社区群众恢复心理功能。社区可以建立专门的心理沟通场所，搭建起具有社区特色的、规范性的、满足社区人群需要的心理咨询服务平台，这也能提升社区群众心理健康水平，提高人民群众的幸福感。

心理小贴士

当两个人产生矛盾时，如果其中的甲方试图报复，这不仅会加深乙方的愤怒，甚至会导致乙方挖空心思来对抗甲方；乙方的对抗又会导致甲方更多的报复行为，反过来又会导致乙方无休无止的仇恨与对抗。在这个过程中，双方的愤怒越来越多，报复手段也越来越厉害，矛盾也就越来越不可调和。

因此，我们在人际交往的过程中，应保持宽容的心态，不事事计较、不沉溺于过去的恩怨中难以自拔。可尝试转换思维方式，忽略人际矛盾和仇恨，让其自然淡化或消失，这样才能营造一种和谐的人际关系，更有利于自己和群体的发展。

15
邻里纠纷起冲突，
如何处理"意难平"？

一天晚上，某小区发生一起打架斗殴案件。经调查，当事人吴某、王某系邻里，因两家之间存在多年的土地纠纷，且一直没处理好，导致关系不断恶化。某日晚，吴某家门口水管漏水，修理时不慎喷溅至王某身上，双方在争吵过程中发生了严重的肢体冲突。派出所接警后，对双方展开调解工作，无奈双方积怨已深，一直难以和解。

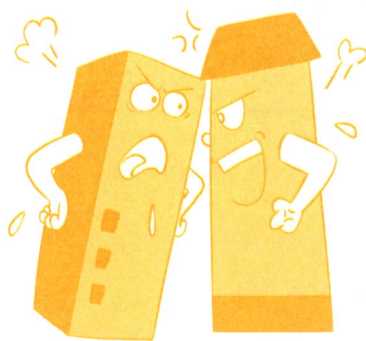

心理解读

邻里关系是人们社会关系中比较密切的一种，邻里是共同构成社会基层的有机群体，也正因如此，容易产生矛盾纠纷。邻里纠纷多是因相邻居住，以致一方在行使个人所有权或使用权的时候与邻居发生的争执，主要表现在噪声、交通出行、占用公共资源、房屋漏水、宠物饲养和环境卫生等方面。这类纠纷不但影响邻里之间的感情交流和思想沟通，而且成为妨碍社区居民安居乐业，影响居民和睦团结的重大问题。

邻里纠纷的产生与社会、环境和家庭三方面因素有关。在社会层面上，城市生活节奏较快，知识更新迅速，职业竞争激烈，人们的心理负担比以往更重。同一社区的人们往往存在不同的生活方式，权利意识、教育水平和生活质量也有差异，自然而然会形成不同的思维观念，这种交往的异化往往成为邻里纠纷的现实或潜在的冲突来源。

在环境层面上，现代城市的多层及高层建筑，相对于我国传统的乡村、四合院、大杂院建筑，较多地阻隔了居民之间的日常交流，带来诸如自我中心突出、孤僻冷淡、缺乏与他人的同理心等心理问题。

在家庭层面上，家庭系统的完整性则直接影响人们对生活中压力事件（如财务危机、夫妻关系问题等）的心理承受和应激能力。家庭系统是具有一定平衡能力的，当家庭遭遇到外部事件的威胁时，稳定的家庭系统将自动调节资源恢复到平衡状态。

与传统的社区管理相比，如今的社区工作者可以扮演调停者的角色，为社区居民提供情绪倾诉和法律咨询等服务。如果邻里纠纷久拖不决，其原因除了双方现实利益诉求没有得到满足之外，同样也存在一系列心理因素在发挥作用。

斗气心理。这种心理现象比较普遍。有些邻里纠纷，并不完全为了依法维护自身合法权益，而主要是为了斗气。人们常说的"不蒸馒头争口气"，就形象地反映了这种心态。有人为了争个"高低"竟花几百元打官司，却只是为了几个对方不小心撞掉的鸡蛋。

嫉妒心理。嫉妒心理是指人们为竞争一定的权益，对应当团结的人怀有的一种冷漠、贬低、排斥，亦是敌视的心理状态。嫉妒者不能容忍别人超过自己，害怕别人得到自己无法得到的名誉、地位等。在他看来，自己办不成的事别人也不能办成，自己得不到的东西，别人也不能得到。

报复心理。报复心理是一种故意地回击和冒犯他人对自己的批评和不敬的心理倾向。当然，并不是所有报复心理都是消极的、罪恶的，对于那些不公正的、恶意的伤害，适度回击是正常和必要的，但不能任由这种心理无限地膨胀。报复心理一旦扭曲，往往会外化成偏执的、冲动的、怨愤的、攻击性的情绪，会给社会带来不安定的因素，严重的甚至会导致刑事案件的发生。

反社会心理。反社会心理是以行为不符合社会规范为主要特点的。这种人感情冷淡，对人缺乏同情，缺乏基本的是非判断能力，情绪易激动，常发生冲动性行为。此类人很有可能做出违反社会道德的过激行为，甚至是违法乱纪的行为，他们虽屡受惩罚却不易接受教训。拥有这类反社会心理的人是社会的不安定因素，是社区治理的安全隐患。

应对之道

一般来说，邻里之间的矛盾纠纷常常是通过协商、调解、报警、起诉等方式进行处理。从实践来看，社区工作人员处理邻里矛盾时尤其要注意心理层面的调解，社区居民之间的有效互动交流，能减少邻里纠纷。

动之以情。面对邻里之间的矛盾纠纷，社区工作人员首先要建议双方保持冷静，不要激动，也不要意气用事，只有冷静下来了，才具有谈判的基础。在冷静的基础上开展调解工作，需及时关注当事人的情绪状态，注重当事人的心理需求，让双方都感受到被尊重，同时捕捉当事人积极调解的意愿，讲究以"情"感化，以"情"教育，以"情"动人。

晓之以理。社区工作人员要摆事实、讲道理，使社区居民提高认知。纠纷当事人一般都有自己的"理"，不管实际上是对是错，都采用自己的"理"来辩护，但实际生活中行得通的只能是符合法律、道德的公理。社区工作人员在工作过程中，要引导双方纠正不合理的观念，鼓励双方形成一定程度的共识，同时积极引导当事人学会换位思考，尝试站在对方的立场上思考问题。

教之以行。邻里纠纷往往就是当事人不善处理人际关系而引发的，调解者要以搞好人际关系的具体做法教导当事人，力求通过采取友好协商的方式加以解决。良好的社区人际关系可以通过这几个方面打造：建立多渠道沟通机制，鼓励社区邻里之间进行充分的沟通；提高社区邻里的情绪管理能力；开展多种社区活动，构建睦邻友好的邻里关系。

心理小贴士

社区介入邻里纠纷的5个阶段

第一阶段：初步了解，建立关系

当社区接到邻里纠纷的报告后，社区工作人员要详细询问纠纷发生的具体情况，包括纠纷发生的时间、地点、涉及的人员以及事件的大致经过，并用诚恳和耐心的态度、温和的言语表达对双方处境的理解和关心，建立起良好的沟通关系。

第二阶段：探寻症结，找出矛盾点

在对纠纷有了初步了解后，社区工作人员应分别与纠纷双方进行更深入的交谈，引导双方详细阐述自己的观点、感受和诉求，捕捉到矛盾的关键所在。在这个过程中，社区工作人员应考虑到纠纷双方的性格特点、生活习惯以及过往的邻里关系等因素，全面地探寻矛盾产生的深层次原因。

第三阶段：联合调解，助推矛盾化解

一旦明确了矛盾点，社区就可以启动联合调解机制。社区可邀请相关的专业人士，如法律专家、心理咨询师等共同参与调解。社区工作人员需要引导双方进行平等、开放的沟通，鼓励双方换位思考。在调解过程中，工作人员最好提出几个解决方案，不断地给予双方积极的反馈和鼓励。

第四阶段：达成共识，签订调解协议

当双方终于达成共识时，社区应及时推动双方签订调解协议。在签订协议的过程中，社区工作人员要用严肃认真的态度，让双方感受到协议的权威性和约束力。签订协议后，社区工作人员也要提醒双方严格遵守协议。同时，社区也应保留一份协议副本，以便在后续的跟踪回访中进行监督和检查。

第五阶段：跟踪回访，维护关系

调解协议签订并不意味着社区工作的结束。社区工作人员应在一定时间后对纠纷双方进行回访，了解协议的执行情况。回访中，工作人员应询问是否存在新的问题或困难。如果发现一方未按照协议履行义务，工作人员要及时进行调解和督促，确保协议得到有效执行。同时，工作人员也要积极引导双方进一步加强沟通和交流，增进彼此的理解和信任。

16

社区有人要轻生，
怎样应对是上策？

案例导入

　　一天，某区消防救援大队接到报警称，附近社区有人要轻生，消防员立即赶赴现场救援。据消防员介绍，当时4楼住户卧室房门紧锁，报警人称里面有人要自杀，由于不知道门内具体情况，所以须马上采取解救行动。经了解，自杀者系高一学生，因玩手机被继母责备，后发生争执。结果，该学生一时冲动便将卧室房门关闭反锁，萌生了自杀的想法。消防救援人员在了解情况后，迅速穿戴好个人防护装备，两名消防救援人员利用绳索，从卧室隔壁厨房沿外墙翻窗进入卧室，制止了此次自杀事件。

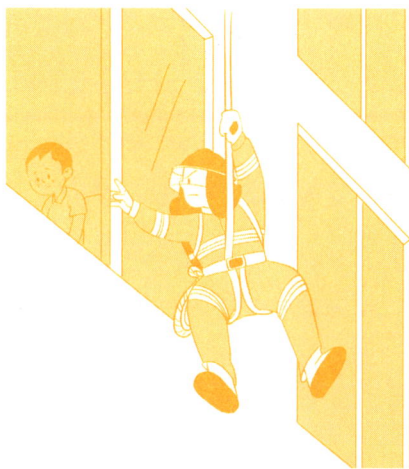

心理解读

　　自杀是指个体在长期而复杂的心理活动作用下，蓄意或自愿采取各种手段来结束自己生命的危险行为。自杀行为不仅威胁到本人的生命安全，还会给亲人和朋友造成心理上的伤害。我们每一个人都肩负着将周围可能深陷自杀泥沼里的人拉出来的责任。

　　人无缘无故不会选择自杀，在采取自杀的行为之前，往往经历了较为长期的、痛苦的心理路程。一般来说，人之所以采取自杀的行为，往往和以下心理因素有关。

陷入极度的恐惧。这种恐惧比对死的恐惧还要强烈，有时是为了逃避惩罚。这种恐惧一般来说都是短暂现象。如果自杀未遂，自杀者往往会后悔有自杀行为，并希望自杀冲动能够及时抑制。

失去社会归属感。感觉到被社会组织或社会团体抛弃、被恋人抛弃、被伴侣抛弃（包括丧偶）、被亲人抛弃（包括丧父母、丧子）等都会引发失去社会归属感，有时社会角色扮演失败也会产生被抛弃的感觉，情绪极端时可能感觉到被整个社会抛弃。受到限制，如丧失自由等，要求遭到拒绝，行为、心情、想法等得不到理解，社会定位模糊或不定，如失业、发展需求异化，等等，都有可能引发这种感觉。失去社会归属感往往使人失去在社会的坐标参照系，进而产生绝望情绪。

痛苦的煎熬。痛苦的折磨可能来自生理的和心理的，有时也可能两方面都有。有人为了缓解甚至终止痛苦，就有可能选择自杀。心理的痛苦可以通过心理咨询或心理治疗缓解、消除。但是对于生理的痛苦，例如疾病的煎熬，目前除了疾病治疗、止痛药、痛觉神经阻断等方法，无其他良方。特别是病人在受到治疗费用或绝症诊断等方面的困扰时，问题会变得相当复杂。

生活单调、无挑战性。许多有自杀想法的人都是陷入到单调、重复的日常生活中，而无法发现生活的美。有些人的的确确生活单调，但是受各方面条件的限制（特别是自我内心的限制），他们不敢面对竞争的挑战，在年复一年中逐渐消磨了对生活的新鲜感。另一些人生活其实已经很丰富，但是由于不善于体验而无法获得丰富的生活感受。而学会生活会让这类人重新获得生命的意义。

环境和药物因素。人体正常生理活动是在一定的内外环境中进行的。一些不利于身体健康的环境，以及药物、营养等问题形成的体液环境往往会造成生理或心理的失常，比如神经异常亢奋、幻觉、消沉等。这些也是导致某些自杀行为的直接原因。这类自杀行为的预防方法是优化环境、均衡营养，以及消除药物的毒副作用，甚至避免服用药物。

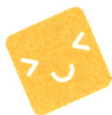

自杀干预的几个要点

对处于自杀危机的人的干预是一项技术性很强的工作。危机干预、生命热线等是自杀干预的主要力量，心理咨询人员是协同力量。任何有同情心、有责任感、乐于助人的人，就算没有受过专业训练，但是如果掌握一些相关知识，在自杀救助中也能发挥重要作用。当社区有人要自杀的时候，我们实施救助时，务必要注意以下几点。

要重视不要忽视。对任何自杀的想法或行为都要认真对待。如果处于危机中的人已对自杀做了详细的计划，那么其自杀的可能性很大。对处于危机中的人的任何抱怨都不应轻视或忽视，因为这对他们来说可能是非常严重的问题。有时候，处于危机中的人可能以一种不经意的方式谈到他们的不满或抱怨，但内心却有着剧烈的情感波动。

要讨论不要躲避。当有人谈到自杀时，绝不能把这一问题看成他并不是真的想自杀。处于危机中的人一般比较喜欢被直接问及自杀的问题，并能公开地对此进行讨论。要勇于讨论自杀话题，谈论就是一种支持，躲避反而让人绝望。

要理解不要说教。在干预的过程中，我们要对有自杀想法的求助者给予理解，说教式的劝说无济于事。对求助者要做到不责备、不说教、不讨论自杀的对与错。

要帮助不要刺激。要认真帮助处于危机中的人分析面临的问题，刺激的话语起不到"以毒攻毒"的效果，只能进一步促使其实施危险行为。处于危机中的人需要有坚定、具体的指导者。这时，治疗者要尽全力阻止当事人自杀，并告诉他，他所面临的问题已在处理。这样可以让当事人恢复掌控感和力量感。

要陪伴不要独处。有人陪伴本身就是一种良好的支持。对于想要自杀的人，独处不仅不能让其冷静，反而会让他感到孤独，甚至激发其自杀的行为。

要保护不要隐瞒。要保护其隐私，但不等于隐瞒。向其他值得信任的人明确说明会让大家一起帮助他。不要让求助者保留自杀危机的秘密，也不承诺为其保密，为确保安全，应通知其亲属或有关责任人。

要治疗不要等待。根据问题的严重程度，要及时与有关专家取得联系。任何事情都由自己一个人去处理是很不明智的。但同时我们应在处于危机中的人面前表现得稳定沉着，让对方感到他的问题已处于完全的控制之中。之后我们要与地方危机干预中心、心理治疗机构、保安部门联系，及时干预、转介或转诊。

心理小贴士

如何正确理解自杀并进行自杀干预？

在自杀这个沉重的话题上，人们存在着不少误解。

1.自杀通常并非瞬间的冲动之举，而是一个渐进的过程。在自杀之前，当事人往往会经历一段时间的心理痛苦与困扰，可能表现出情绪低落、焦虑、绝望、失眠、食欲改变等症状，也可能向身边人透露自杀的想法或暗示，如"活着没意思""我不想活了"。若我们能及时察觉这些迹象并给予关心支持，或许可以阻止自杀的发生。

2.适当地谈论自杀能让有自杀倾向的人感受到被理解和关心，有助于他们释放内心压力，降低自杀风险。我们应以开放、尊重、理解的态度与有自杀倾向的人交流，了解他们的感受和想法，表达关心与支持，鼓励他们寻求专业帮助。

3.自杀的人通常是在极度痛苦和绝望中做出选择，他们可能觉得已无其他出路，不要觉得他们是不顾及家人和朋友的感受。我们应理解他们的痛苦，同时认识到预防自杀是每个人的责任，可通过关心身边人、提供支持帮助等方式减少自杀发生。

4.自杀虽严重，但并非不可预防。我们要提高公众对自杀的认识和关注，加强心理健康教育，提供心理咨询和治疗服务。若能及时发现有自杀倾向的人并采取有效干预措施，如陪伴、倾听、提供帮助等，就有可能阻止自杀发生。总之，我们要正确认识自杀，消除误解，提高警惕，共同努力预防自杀。

17

自杀悲剧终发生，怎么开展后干预？

2016年2月的某天，年仅16岁的少年宁宁留下一封遗书，从小区楼顶一跃而下，结束了她短暂的一生。同住一个小区的同学们突闻噩耗，顿时慌了神，难以相信这么优秀的她会突然选择自杀这一种决绝的做法。当亲眼看到救护车旁的宁宁妈妈悲痛不已，地上还未干透的大摊血迹时，他们明白宁宁真的已经离开了这个世界。

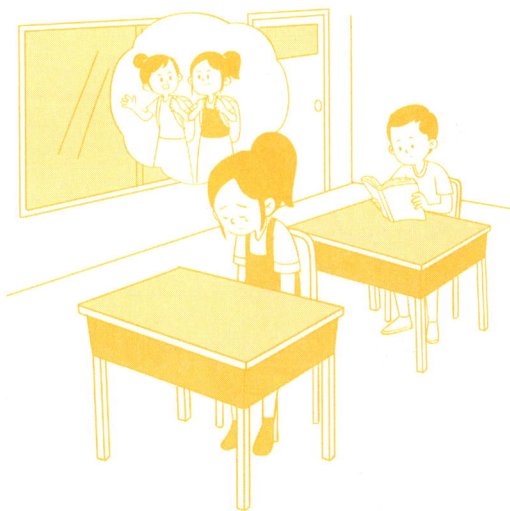

这次突发的跳楼事件使得整个小区人心惶惶，除了沉浸于悲伤中的宁宁家人，学生家长们都十分担心自家小孩的心理健康，他们都十分排斥经过宁宁跳下的那条道路。小区部分物业人员也出现难以入睡、失眠多梦的情况。而宁宁的同学们也陷入了更深的自责，因为宁宁曾向他们传递过觉得生活没有意义等类似话语，他们却没有发现异常，没能及时挽救这个年轻的生命。

心理解读

自杀是现代社会日益严重的公共卫生问题之一，也是常见的精神卫生问题。它是指有意识、自愿地结束自己生命的行为。自杀意念则指自己有意识地自愿结束生命的意念而无行为，它并非一种精神症状，正常的人由于失恋、失业等原因也可能产生自杀意念。在生活中，我们需要十分警惕具有自杀意念的人群，认真对待任何潜在的自杀尝试和自杀言论。当察觉到身边人可能出现自杀行为时，你不妨为自己敏锐的觉察力感到自豪，同时也要感到责任重大。在觉察出对方有自杀意念时，你可以尝试着稳定对方情绪，表达对他的关心和在意，引导对方看到其他的人生选择，清除危险因素，并及时寻求相关人员或专业人士的帮助。

什么样的人更容易发生自杀危机？

有自杀未遂史。这是自杀的第一高危人群，与从来没有自杀企图的人相比，有自杀企图史的人死于自杀的可能性要高 30 至 40 倍。同样，曾出现过自伤、自残行为的人群也是自杀的高危人群。

精神障碍病人，特别是患有抑郁症和精神分裂症的病人。研究表明，罹患抑郁症的病人自杀风险为 6%—15%，精神分裂症患者的自杀风险为 4%—10%。对于此类人群，治疗其精神疾病才是预防自杀的根本。

患有严重躯体疾病的病人。与患精神障碍疾病相对应的是患有躯体生理疾病，尤其是病程较长、治疗效果不佳、导致剧烈疼痛，或慢性疼痛、对生活质量影响较大的疾病，这对于病人的折磨是持续而痛苦的。

受到心理创伤与重大挫折事件的人群。负性生活事件，如亲人逝去、家庭解体、重大财产损失或事业失败，均能使人产生不良的情绪。当人们感到极端的无所适从又苦无出路时，自杀便可能成为最后的选择。所以，无论是近期受到重大的创伤或挫折，还是有长期不间断的刺激，都容易导致自杀行为的发生。

应对之道

有自杀风险或已经发生自杀事件，社区应如何开展心理干预？

开展自杀危机的普适性干预。社区可以设立心理咨询机构，通过现场咨询、热线电话、网络咨询等方式对社区处于危机状态的居民提供及时帮助，避免心理危机升级。另外，社区通过生命教育、专家讲座等方式开展心理健康宣传活动，普及心理健康知识、传授心理调适方法，引导居民学习，并以积极、乐观的生活态度面对困境，有助于形成良好的社区心理健康氛围，提升社区心理健康水平。此外，社区还应当开展认识心理危机、心理危机识别以及心理危机应对能力培训，建立多层心理危机预防机制。

开展自杀危机前的预防性干预。社区可建立社区心理危机干预队伍，对社区心理高危人群建立心理档案，建立心理预警机制。同时，加强对社区工作人员的心理健康工作和心理危机干预技能的培训，提高他们的心理健康素养、心理问题的识别能力，以及心理危机干预能力。此外，加强对心理高危成员的关怀和帮助，尤其是对近期发生重大负性事件的社区成员，社区工作人员应主动上门探访，了解其心理状态并予以疏导。

开展自杀危机的过程性干预。社区如发现有自杀意念的人应及时介入，密切关注，邀请家人24小时全程陪护，确保当事人人身安全。如果当事人正在实施自杀行为，应当首先给予当事人情绪上的积极关注和包容理解，了解当事人自杀的事由和愿望，评估当事人自杀意念的强烈程度，及时加强自杀现场的整体控制（包括围观者、当事人亲属、媒体人员等），请求警察和专业人员加入救援的队伍当中。这个过程中，社区应委派专业人员对自杀成员进行直接干预，遵循生命至上原则、有效沟通原则、宣泄疏导原则、灵活处置原则和心态沉稳原则与当事人沟通。

开展自杀危机后的维护性干预。自杀危机发生之后，自杀者的亲密关系人员都需要进行心理危机干预维护，修复心理创伤、平衡心理状态，帮助其恢复到创伤前的心理功能水平。对于自杀知情人，需组织专业干预人员及时（一般在72小时以内）评估，并予以心理干预和支持，必要时给予心理咨询与治疗。此外，对自杀事件进行适当、真实的报道，用正确的合适的方法寄托对自杀者的哀思，这些行为都有助于预防自杀。社区可以在其中做好主导或辅助性工作。

心理小贴士

自杀的危险信号有哪些？

1.经常谈到、想到死亡（要杀死自己）。

2.断绝社交活动，对周围发生的一切毫无兴趣。

3.经常表达绝望、无助或无价值感。

4.经常说"我不在这里就好了"或"我要离开"。

5.日渐严重的抑郁（出现深度悲伤、兴趣丧失、睡眠或饮食问题）。

6.神态反常，出乎预料地由悲伤情绪转为平和安详，甚至表现出愉快的样子。

7.有"死的愿望"，并尝试导致死亡的冒险行为。

8.对过去在乎的事情失去兴趣。

9.拜访或打电话与别人告别。

10.把事情安排妥当、整理要丢掉的东西或更改遗嘱。

11.专心考虑自杀的方法，寻找付诸实施的有关信息，同时寻求获得自杀的工具或手段。

18

面对家暴受害者，
如何伸出救援手？

半夜，李某又一次晚归，开灯的时候看到坐在沙发上的妻子王某满脸怨气地瞪着他，李某甩下外套和鞋子就径直进了房间。妻子看着老公这个样子，气不打一处来："不是说好了今天早点回来吗？你怎么又忘记了，每天就知道喝酒！"说着，房间里的孩子哭了起来，妻子唠叨着前去哄孩子睡觉。李某对此置若罔闻，倒头就睡。

第二天醒来，李某刚走出房门就听见妻子在客厅里开始唠叨自己。吃饭的时候看到妻子买的感冒药没有放在药箱里，只是随手放在了餐桌上，李某突然就觉得内心的愤怒难以控制了。李某开始指责妻子只会唠叨，两个人说话声音越来越大，争吵也变得愈发激烈，李某把杯子、碗具等所有能砸的东西全部砸掉了，他极力想要妻子闭嘴，最终爆发了肢体冲突。最后，这件事由邻居报警处理而告终，因为妻子没有提出处理请求，李某仅仅是被教育一番了事。

后来，李某给妻子道歉、写保证书、下跪，但即使那样，李某的家暴行为也没有就此停止，而是不断升级。邻居曾劝说王某尽快结束这一段不健康的婚姻关系，但王某却提出老公已经道歉了，自己也原谅了他，况且还有一个小孩要抚养长大，这件事情就这样过去吧！

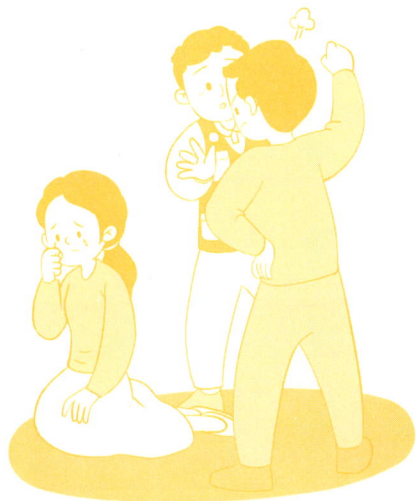

心理解读

　　《中华人民共和国反家庭暴力法》第一章第二条将家庭暴力界定为：家庭成员之间以殴打、捆绑、残害、限制人身自由以及经常性谩骂、恐吓等方式实施的身体、精神等侵害行为。值得注意的是，精神侵害和同居暴力也被纳入到家庭暴力的范畴。

　　家原本是幸福的港湾，但由于部分人肆意施加暴力，导致家无宁日，甚至导致家庭解体。在现实生活中，我们常常在新闻、影视剧中看到家暴的身影，也或多或少听到或看到身边的人受到家庭暴力，甚至是自己亲历家庭暴力。全国妇联和国家统计局的一份统计数据显示，中国22.9%的女性和19.9%的男性曾遭受家庭暴力。

　　不仅仅只有肢体冲突才称为家暴，家暴也分为硬暴力和软暴力，家暴和控制往往是一体的，暴力只是控制心理的极端外在表现。近年来，PUA（Pick-up Artist）是被频繁讨论的热词之一，它原意是指"搭讪艺术家"，经过一系列异化的发展，成为一方通过精神控制等方式对另一方进行情感控制的代名词。而家暴中往往暗藏精神控制的身影。

　　家庭暴力是一种严重的违法犯罪行为，其受害者往往是无辜的弱势群体。家庭暴力对受害者的身心健康造成了极大的伤害和影响，也破坏了和谐、平等、尊重的家庭氛围和社会稳定。家庭暴力的危害主要体现在以下几个方面。

　　对受害者的身心造成伤害。家庭暴力会导致受害者身体上的疼痛和创伤，还可能导致受害者产生恐惧、焦虑、抑郁等心理问题。这些心理问题会影响到受害者的生活质量和工作能力。

　　破坏家庭关系。家庭暴力会破坏家庭成员之间的信任和亲密关系，导致家庭关系的紧张和破裂。这不仅会对受害者造成伤害，还会影响到整个家庭的幸福和谐。

　　影响社会稳定。家庭暴力是一种不道德的行为，它剥夺了受害者的权利和尊严，影响了社会的公正和平等。这种行为如果得不到及时的制止和处理，将会对社会稳定造成潜在的威胁和挑战。

　　增加社会犯罪率。家庭暴力可能会导致施暴者产生更多的犯罪行为，例如虐待儿童、性侵等。这些犯罪行为不仅会对受害者造成伤害，还会对社会安全和公共秩序造成威胁。

因此，我们应该坚决反对家庭暴力，加强对受害者的帮助和支持，让所有人都能够享受到和谐、平等、相互尊重的家庭氛围和社会环境。

施暴者有什么样的特征？

《防止家庭暴力》一书中，总结了家暴者的13条特征。

1.长期低自尊，感觉自己能力不足。

2.有孤立感，缺乏社会支持。

3.缺乏社交技巧和自我肯定。

4.有精神病史。

5.有酒精与药物滥用史。

6.控制力薄弱，比较冲动，存在其他反社会行为。

7.占有欲和嫉妒心很强，总是怀疑被遗弃。

8.喜欢将错误归于外因而谴责他人。

9.对另一半缺乏同理心，对配偶的痛苦不能理解甚至无视。

10.会将日常压力导致的愤怒转移。

11.有社会经济方面的问题，如失业或财务困难。

12.儿童期曾受到暴力虐待或目睹暴力。

13.有过使用暴力的情形，有过威胁性的行为或者使用武器的行为。

应对之道

面对家暴，社区可以做些什么？

通过社区互助小组为受害者提供支持。对于社区内的被家暴者，社区可以主动为其提供帮助，如身体检查、心理建设、基本生活保障、生活技能培训等，帮助被家暴者尽快摆脱家庭暴力的阴影，并通过提升自身能力获取生活保障。此外，也可以联合公安机关、妇联组织、居民委员会等组织对受暴者进行帮助和安抚。

关注家暴家庭各成员的心理健康状况。首先，社区心理咨询服务中心应当关注被家暴者的身心健康，为他们建立专门的心理档案，委派专职心理咨询师为他们提供心理辅导，帮助他们疏导负面情绪，走出心理危机。然后，对于家庭中目睹暴力的成员，特别是儿童要及时介入，提供心理辅导。

开展讲座、教育活动等反家暴宣传。社区可通过官方渠道帮助市民正确认识家庭暴力、了解自我保护措施，从而达到预防家暴的目的。并且结合《中华人民共和国民法典》《中华人民共和国反家庭暴力法》等相关内容进行普法宣讲，不仅能从受暴者的角度预防再次家暴，也能从施暴者的角度拔本塞源，从源头上杜绝家庭暴力的发生。

心理小贴士

被家暴后如何自救？

如果遭受家庭暴力，以下是一些自救措施。

及时报警：如果您遭受家庭暴力，应该立即拨打电话报警。警方会为您提供必要的支持和帮助。

寻求帮助：您可以向当地的社会服务组织、妇女救援中心等机构求助。这些机构可以为您提供心理支持、法律援助和医疗帮助。

保存证据：在遭受家庭暴力时，要尽可能地保留相关证据，例如报警记录、医疗证明、证人证言等。这些证据可以帮助您更好地维护自己的权益。

寻求专业帮助：如果您需要心理咨询或治疗，可以寻求专业的帮助和支持。这些专业人士可以帮助您处理情绪问题和解决心理创伤问题。

建立支持网络：与家人和朋友沟通，让他们了解您的困境和需求。他们可以提供情感上的支持和陪伴，同时也可以向有关部门反映情况，以获得更好的帮助和支持。

总之，如果您遭受家庭暴力，不要惊慌失措，采取积极的自救措施，保护自己的生命安全，同时，要及时寻求帮助和支持，以便更好地应对和处理这种困境。

19

有人不幸被诈骗，
怎样帮扶渡心理难关？

案例导入

9月的某日，刘某的手机接到一条短信，说其手机号被某节目组后台抽选为场外幸运号码，中了一台笔记本电脑。在家的刘某闲来无事便按短信上的提示操作。几天之后，刘某并没有收到任何快递通知，对方发来的快递单也扫码失效，刘某感觉不对劲想询问客服，却不料对方已联系不上。他急忙查询银行账户，发现家中仅有的20多万元存款都被转走了，惊觉自己被骗，遂报警。

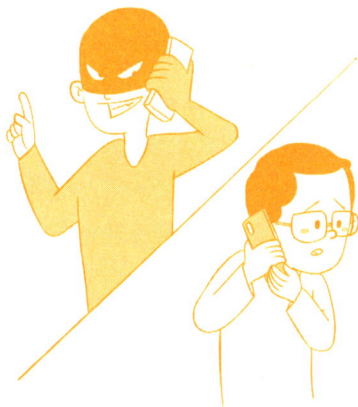

被诈骗之后，刘某每天无精打采，不愿意出门上班，吃不下东西，失眠多梦，脾气也变得越来越暴躁。刘某的心情十分灰暗，感到自责，不断进行自我否定，怨恨自己当时没有及时发现骗局，导致父母妻儿都跟着受苦。每天早上睁开眼，刘某想起的第一件事就是这件事，他甚至都觉得自己是不是疯魔了，不愿意相信在自己身上发生了这样的事。家人非常担心长此以往刘某的身体会吃不消，劝说他想开一点，日子还得继续，孩子还指望着他抚养，但却收效甚微。

心理解读

随着信息化时代的发展，电信网络诈骗的暴利性，致使当前电信网络诈骗犯罪形势依旧严峻复杂，人民群众深受其害。

诈骗分子在诱导受害人转账付费的关键时刻常常采取伪造危机事件，使受害人产生应激反应。受害人在应激状态下，肾上腺素分泌水平会升高，心跳加快，血压升高，思维意识狭窄，感觉时间紧迫，有心理压力等问题，这就极易导致受害人做出不合理的决策方案。由于受害人处于短期应激模式中，且刺激事件较为强烈，当受害人醒悟过来后便会产生痛苦、自责、悔恨的情绪，难以接受自己这样的失误。同时，个体是具有显著差异性的，一旦该受害者原有的应对机制和解决问题的方法都不足以应对当前的危机时，那么，他们就极易出现创伤后应激障碍。在有的诈骗案例中，诈骗分子要求10分钟内完成资料填写，否则中奖无效，这就是一种人为制造的紧张事件。

在现实生活中，我们或多或少都接触过像刘某收到的类似的中奖短信。专家建议，发生电信网络诈骗后，心理危机干预的第一步是稳定情绪。在心理学看来，典型的、即时的情绪状态包括心境、激情和应激：心境具有比较持久、微弱、富有感染性的特征；激情具有比较短暂、强烈、富有爆发性的特征；应激具有突发应变性和个体差异性，是由意外的紧迫情况或长期压力所引起的高度紧张和焦虑状态。多数情况下，应激会缩小人的认知范围，使人手足无措，陷于混乱当中。在本案中刘某出现了长时间的心情低落、痛苦焦虑，情绪几乎已经接近崩溃边缘，如果不及时处理，很有可能发展成创伤后应激障碍（PTSD）。如对他及时进行心理危机干预，可以尽量阻止危机事件后悲痛情绪的进一步扩大和蔓延，防止过激行为的发生，如自伤、自杀或攻击性行为等。

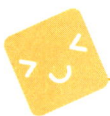

应对之道

如何帮助被诈骗人员渡过难关？

稳定情绪，帮助他们重新获得危机前的平衡状态。当受害人如梦初醒发现自己上当受骗了，给自己和家人造成了巨大的经济损失时，情绪崩溃是必然的。此时，身边的亲人要以积极的眼光看待这件事情，不要急于责怪受害人，要安抚其情绪，使其安定下来。身边的亲人也可以主动倾听受害人的诉说，引导其专注当下的事情，转移部分注意力，防止他过多地陷入自怨自艾的泥潭中。

维护自尊，引导受害人进行受骗归因。研究表明，危机事件导致心理伤害的主要原因在于受害者对危机事件和围绕事件的境遇进行了错误的判断。因此，我们要鼓励受害人认识到自己认知中的非理性成分和自我否定成分，重新获得理性思维和自我肯定，使其能够实现对危机的控制。通常遭遇电信诈骗的人，可能更富有同情心，容易相信陌生人，容易产生恐惧、害怕等心理。在帮助的过程中，要引导受害人尽量将被诈骗归因于外在原因，走出归因于自我的内在原因的心理。这种"自利性偏差"的归因方式对于维护受害人的自尊心十分重要。

重建心理安全感，恢复受害人对生活的适应。电信诈骗破坏了受害人对自己的自信心和心理安全感，受害人在经历诈骗之后常常自觉无能，责怪甚至埋怨自己为什么这么笨。那么，在重建受害人的各项心理和社会功能上，需要做到以下几点：一是积极帮助受害人重建社会支持网络，联合家庭、朋友、社区、公司等方面持续支持，帮助其获得控制感；二是转移注意力，让受害人与引发危机事件的刺激脱离接触，保证营养摄入，积极恢复到正常的生活轨迹；三是帮助受害人尽快恢复生活秩序，让他看到家人对他的关爱和依赖，稳定心态积极生活；四是鼓励自信，加强受害人自我关怀能力，亲朋好友要对受害人的积极转变予以反馈和支持，激发其主动性，促使其投身于解决危机事件发生后的各种问题。

心理小贴士

什么样的心理特点容易被骗？

一是贪婪心理，渴望快速获大利，有这类心理的人易被"高回报投资"等虚假承诺吸引，幻想一夜暴富。二是恐惧心理，处于恐惧时思维混乱，有这类心理的人易被骗子制造的紧张气氛影响。三是从众心理，倾向跟随多数人行为，有这类心理的人易被传销等营造的众人参与假象的骗局迷惑。四是轻信他人，对他人缺乏警惕，有这类心理的人易相信别人，容易被骗。五是缺乏自信和独立思考能力，有这类心理的人易被别人意见左右，难以分析判断事情全貌。

20

亲人间反目成仇，家庭危机怎么化解？

小东的表姐屡次三番找小东借钱，小东为人善良心软，咬咬牙，陆续借出去了一大笔钱。最近，小东和女友准备筹办婚礼，多次询问表姐还钱事宜却都被无故推托。无奈，小东妈妈只好向姑姑说起此事，表姐才不情不愿地把钱还给了小东，然后拉黑删除了小东的联系方式，两家人也因此逐渐少了来往。

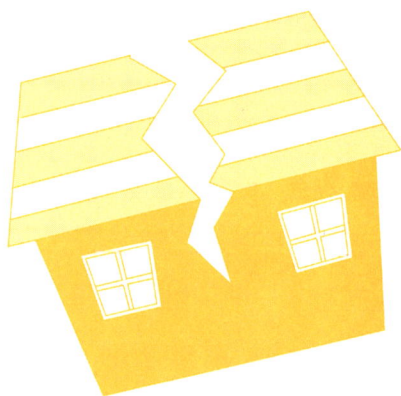

心理解读

年少时，兄弟姐妹是我们最好的玩伴，父母是我们最亲密的陪伴者，然而随着年纪的增长，曾经一些无话不说的亲人也可能因为个人的经历而渐行渐远。尤其是当出现利益纠葛时，亲人之间猜忌误会，甚至反目成仇也是有可能的。比如上述案例中小东和表姐一家的纠纷，又比如在新闻中屡见不鲜的各类遗产纠纷案件，这些都会导致亲属关系的破裂，甚至出现敌对、仇视的情况。中国传统文化中大都崇尚父慈子孝、兄友弟恭的家风家训，然而在现实中，一些人注重个人利益的得失，忽略了家庭的和睦。

人的一生会遇到各种各样的人，不管是朋友、同事还是同学，这些都是我们能够选择的，而有些人的相遇是我们一出生就无法选择的，比如父母、兄弟姐妹、其他亲戚等，因为有了一层血缘关系，所以常常需要隐忍对方的一些情绪或行为方式。可是在生活中，我们或多或少都听过或见过一些"坏亲戚"，他们不愿意付出，爱占便宜，有时还会对你嘲笑、挖苦或妒忌憎恨，和这样的亲人相处，难免会产生矛盾。亲情的破裂、家人的反目成仇往往带来不可磨灭的伤害和心理压力，如果不及时处理，则很有可能造成情绪失控，严重时可能引发违法犯罪行为。因此，反目成仇的亲人之间应当及时进行心理疏导，缓解压力，培养正确的与人相处之道，从而化解家庭危机。

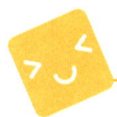

应对之道

当亲人间出现反目成仇的情况时，社区可以采取以下措施开展心理调解工作。

建立信任关系：与双方建立信任关系，让他们感受到社区的关心和支持。社区可以安排双方进行面对面沟通，了解彼此的想法和需求。

促进沟通与理解：鼓励双方进行积极的沟通，增进彼此的理解和信任。社区可以邀请他们参加调解会议或家庭治疗，帮助他们更好地沟通和理解彼此的情感和需求。

提供心理支持：为双方提供心理支持，帮助他们处理情绪和解决问题。社区可以安排心理咨询或心理疏导服务，帮助他们缓解紧张情绪和矛盾。

引导反思与道歉：鼓励双方进行反思，认识到自己的错误和不足。可以引导他们道歉和承认错误，以重建信任和关系。

借助专业力量：如果情况较为复杂或严重，社区可以借助专业的心理医生和家庭治疗师的力量，提供更专业的心理调解服务。

提供后续支持：在调解成功后，社区可以提供后续支持和服务，帮助双方维护关系和解决问题。

在开展心理调解工作时，需要注意以下几点。

尊重双方的意愿：尊重双方的意愿和决定，不要强迫他们进行调解或接受心理支持。

保持中立：在调解过程中，要保持中立和客观，不偏袒任何一方。

避免过度干预：在调解过程中，要避免过度干预或指责，让双方自己解决问题。

鼓励双方积极面对：鼓励双方积极面对问题，不要逃避或放弃。

心理小贴士

中华民族的优良家风里藏着哪些心理学小知识？

家风是家庭成员在日常生活中所形成、实践、沉淀并遵从的价值观念和生活作风，是一个家庭的文化内涵和精神内核。中华民族世代相传的优良家风的背后蕴含着很多的心理学小知识。

家风代代相传，父母以身作则给孩子树立起榜样，用潜移默化的方式影响儿童的价值观念和行为习惯，这就和心理学中的社会学习理论不谋而合。学习即模仿，人的学习活动主要是通过观察他人在特定情景下的行为，特别是观察者和示范者的关系十分影响学习的效果，关系越亲近越容易被模仿，示范者越权威越容易被模仿。

家训的传承通常是通过行为实践来达成的，而家庭教育中往往会使用行为强化这一理论。当儿童做出了一个符合家训家规的行为，会得到来自家中长辈的肯定和鼓励，如果犯错了，也会被相应地撤销奖励或遭受惩罚，这就是通过施加或者撤销刺激使得某种行为的频率增加。

家风借助显性的家规家训、家长和儿童的直接交流引导家庭的成长。长辈通过语言、手势、表情和动作等符号把家庭价值理念传达给儿童，儿童根据情景来理解和使用符号，与人沟通交流、表达自己。

21 至亲去世哭断肠，
如何帮扶疗心伤？

陈女士5岁的儿子因车祸意外去世后，她整日郁郁寡欢，无心工作，悲伤的情绪淹没了她所有的生活。近来，家中发生的一系列"灵异事件"却让陈女士获得了一些慰藉。陈女士常常说她上楼的时候，楼道里的灯光会突然开始闪烁，有时当她叫着孩子的名字时，楼道里的灯会闪一下。她告诉自己，这是孩子在另一个世界向她发来的信号，代表着他想妈妈了。还有一次，陈女士在厨房里做菜，刚炒好一盘孩子爱吃的菜，墙壁突然传来了敲击的咚咚声。她赶紧轻轻呼唤孩子的名字，问道："宝宝，是不是想吃妈妈炒的菜了？"这时咚咚声又响了两下。由此，陈女士更加相信儿子没有离开，她觉得孩子每天都在用各种方式跟自己说话，每天都能感受到他。别人都说这些是巧合，但陈女士始终坚信是儿子回来了。

每每想到这些，陈女士就难掩泪水，心想着要是那天自己没有放开孩子的手该多好啊！

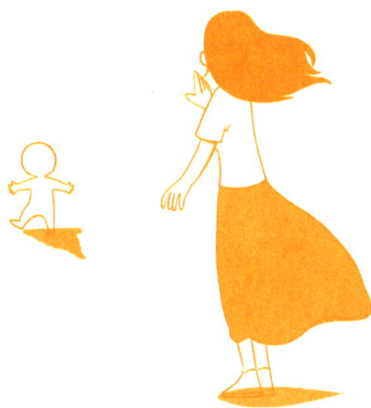

心理解读

死亡，自古以来就是一个沉重的话题，"死"字似乎常常意味着恐惧和不祥，它代表生命的终结和消亡。

倘若是亲人意外死亡，此于生者而言无疑是巨大打击，很多人面对这样的情况都难以接受，生命的易逝和无能为力在此时体现得淋漓尽致。案例中的陈女士正是因为意外失去了自己5岁的儿子，其悲恸之情难以言喻，使她转而寄情于鬼神之说来缓解对孩子的思念之情。这样的事情乍看起来十分荒谬，但是，当人们极力压抑和回避死亡相关的话题却无济于事时，这样的方式可以暂时性地减缓焦虑带来的不适。长此以往，这种行为会强化人们对死亡的恐惧，在接受死亡这件事上变得更加脆弱和无力。

　　面对亲人死亡，人们可能会有以下一系列心理反应。首先是震惊与否认，当得知亲人死亡的消息时，很多人首先会陷入震惊之中。这一消息仿佛晴天霹雳，让人的大脑瞬间一片空白，难以接受这个残酷的现实。随后，可能会进入否认阶段，拒绝相信亲人已经离世。有的人可能会反复告诉自己"这不是真的""一定是哪里弄错了"。这种心理反应是一种自我保护机制，试图通过否认来延缓痛苦的冲击。

　　其次是悲伤与痛苦，随着现实逐渐被接受，强烈的悲伤和痛苦会涌上心头。失去亲人带来的巨大空虚感和失落感让人难以承受。人们可能会哭泣、叹息，感到心如刀绞。这种悲伤可能会在很长一段时间内持续存在，影响着人们的日常生活。

　　再次是愤怒与内疚。在悲伤的过程中，人们还可能会产生愤怒的情绪。这种愤怒可能是指向自己，觉得自己没有尽到足够的责任，没有照顾好亲人；也可能是指向他人，如医生没有尽力救治、命运的不公等。同时，内疚感也常常伴随而来，人们会反思自己过去与亲人相处的时光，觉得自己有很多做得不好的地方，后悔没有多花时间陪伴亲人，没有更好地表达自己的爱。

　　接着是思念与回忆。随着时间的推移，悲伤和愤怒可能会逐渐减弱，但对亲人的思念却会一直存在。人们会频繁地回忆起亲人的音容笑貌、言行举止，怀念与亲人在一起的美好时光。这种思念可能会在某些特定的时刻，如节日、纪念日、看到与亲人相关的事物时变得尤为强烈。

　　最后是接受与重建。最终，大多数人会逐渐接受亲人已经去世的事实，开始尝试着重新建立自己的生活。这个过程可能很漫长，也很艰难，但人们会努力调整自己的心态，寻找新的生活意义和目标。

应对之道

社区如何帮助失去至亲的人？

开展死亡教育，对未来生命中的丧失做好准备。在我国，死亡大多数时候是隐晦、禁忌的话题，人们对于死亡的处理，总是讳莫如深或是置之不理，少有人分享正确的死亡观念。这个时候，科普正确的死亡观念，加深对生命和死亡的理解，将死亡教育融入社会文化显得十分必要。死亡教育是帮助人们理解死亡过程的一课，除了介绍死亡所经历的生物学变化，也包括引导人们度过面对死亡要经历的悲痛过程。了解和探索死亡都是帮助人们了解自己，洞悉生命本质，更好面对生活的捷径。

建立温暖的人际支持系统。死亡所带来的焦虑和恐惧与个体的孤独感相关，在应对死亡和失去的经历中，产生痛苦和恐惧的情绪的人需要身边人的情感支持。如果在面临死亡事件的时候没有人陪伴在身边，充满着恐惧独自面对死亡相关的场景就很容易留下创伤反应或激活创伤经历，深埋于心中。

必要时带他进行心理咨询。面对死亡可能会给我们每一个人带来巨大的心理压力，如果无法自行应对这种压力可以考虑寻求专业心理咨询师的帮助。心理咨询师可以通过倾听、引导和提供建议等方式，帮助我们处理内心的恐惧和焦虑。他们可以运用专业的心理治疗方法，如认知行为疗法、心理动力疗法等，帮助我们调整心态，更好地面对死亡。

心理小贴士

如何在社区开展死亡教育？

确定教育目标：确立针对社区居民的死亡教育目标，包括帮助居民理解死亡是什么、如何面对死亡、如何处理悲伤和恐惧等。

选择教育内容：根据目标选择合适的教育内容，包括死亡的基本知识、丧葬礼仪、心理疏导方法等。

确定教育方式：可以选择社区讲座、小组讨论、观看教育影片等方式进行死亡教育。

准备教育资源：包括书籍、影片、图片等资源，以及具备相关知识和技能的讲解员或辅导员。

注重教育方式：在实施过程中，要尊重居民的感受和需求，注意语气和方式，避免引起居民的恐惧和不安。可以采取互动式学习方式，让居民积极参与讨论和分享经验。

评估教育效果：对死亡教育的效果进行评估，可以通过问卷调查、居民反馈等方式进行评估，以便及时调整教育方案。

在社区开展死亡教育时，需要注意以下几点。

与社区居民沟通：与社区居民沟通，了解他们的需求和关注点，以便选择合适的教育内容和方式。

尊重居民的个性：了解居民的个性差异，避免使用不当的语言或行为刺激居民。

避免过度渲染悲伤：在教育过程中，要避免过度渲染悲伤和恐惧，引导居民理性看待死亡。

强调尊重生命：在教育过程中，要强调尊重生命的理念，引导居民珍惜生命。

22

空巢老人困难多，
如何援助送温暖？

案例导入

独居5年的邓老翁身患糖尿病和高血压，平日里买菜和去医院检查才会走出家门，他不爱和邻居来往，大多时候都是待在家里看电视。邓老翁的儿子考虑到孩子的教育问题，带着全家常年租住在上海一个20平方米的房间，平常只能多打几个电话，慰问独自在家的老父亲。一日，邓老翁在洗漱时突发脑梗倒在地上，左侧胳膊和腿不能动弹，手机近在咫尺却摸不着，联系不上任何人。随后两天，老人一直用鞋子不间断地敲打地板，邻居因噪声影响休息打电话报警，老人才得以获救。

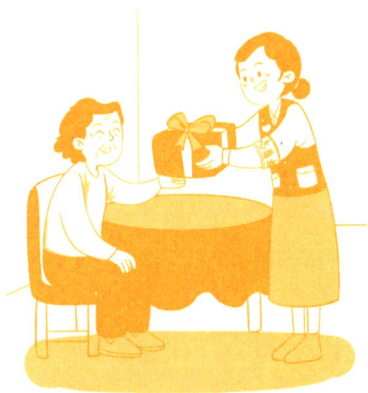

心理解读

民政部2022年第四季度在例行新闻发布会公布的内容显示，据调查，我国老年人口中空巢老人占比目前已超过一半，部分大城市和农村地区，空巢老人比例甚至超过70%。空巢老人是指单独居住或与老伴一起生活的、身边没有子女和他人照顾的老年人。这些老人散落在城市和农村的各个角落，在大多数人看来，他们的晚年生活充满了凄凉和孤苦，像是一场人生迟暮时绵长的悲哀。

随着社会老龄化问题的日益严重，空巢老人正成为"看不见"的群体，面对生活中突如其来的意外和灾难，他们常常陷入无助的深渊。以往调查显示，老年人一般具有健忘、焦虑抑郁、情绪多变、疑病、猜疑和嫉妒等特点，尤其对于独居丧偶、体弱多病的老人，由于子女长期忙于工作而得不到关怀，往往会产生"茕茕孑立、形影相吊"的抑郁情绪。处在暮年的他们本该享受天伦之乐，尽享夕阳之美，然而，由于疾病缠身、离群索居等各种原因，空巢老人常常追思过往，想念子女，自觉孤苦伶仃，终日郁郁寡欢。面对这样的情况，如不及时介入处理，老年人的心理问题将会造成其生活质量严重下降，让老年人丧失对生活的热爱，产生悲观、抑郁等不良情绪，严重时则会患上老年抑郁症。

应对之道

社区如何从心理上帮扶空巢老人？

首先，可以成立社区心理互助小组。空巢老人由于长期缺乏子女的陪伴，容易产生心理问题。社区可以组织这些空巢老人举办互助活动，进行心理关爱和疏导，让老人之间相互关心、相互帮助。同时，社区还可以鼓励老人参加社区组织的活动，让老人在活动中找到归属感和价值感。

其次，社区服务中心可建立老人信息库，由社区进行老年人家庭寻访，一方面可以监测老人的身体健康状况，另一方面可以督促老年人和外界建立起更多的联系。有研究表明，社会支持度越高，老年人心理问题就越少。空巢老人走出家，快乐情绪回到家。融入社会让独居老人不再孤独，良好的社会交往会使得老年人获得精神上的满足。

再次，社区可以开展针对性的心理健康知识的宣传和教育，包括开设心理教育讲座，普及心理健康知识和心理疾病诊断及预防方法，积极引导老年人树立健康的心理保健理念。社区心理服务中心可以加强和医院的相互合作，定期邀请医院心理科专业人士对有心理障碍的老年人进行疏导和治疗。

最后，社区可以提供专门的社区心理健康服务，广泛开展社区老年人心理问题咨询和心理普查；帮助老年人以积极乐观的心态接纳空巢状态，积极主动面对老龄期，达到自我认知和自我理解，解除其心理困惑，增强适应环境和克服危机的能力；教导老年人勇于面对认知功能衰退这一自然规律，这样才能维护老年人的身心健康，让其从生活的其他方面得到满足，从而减少焦虑、悲观、沉重感。

老吾老以及人之老，每个人终会有变老的一天，让老人安享晚年，是国家的责任，也是社会的责任，更是我们每个公民的责任。积极主动起来，关心老年人生活，关爱老年人健康，共建和谐美丽社会。

心理小贴士

老年人群有哪些心理需求？

一、安全需求

老年人身体机能逐渐衰退，对生活环境的安全性要求更高。他们希望居住的地方没有安全隐患，如防滑的地面、稳固的家具、安全的用电设施等。老年人会更加关注自己的身体健康，希望能够得到及时的医疗保健服务。他们希望附近有医院、诊所等医疗机构，方便就医。对于患有慢性疾病的老年人来说，他们需要长期的医疗护理和药物治疗，确保疾病得到有效控制。

二、社交需求

亲情需求。老年人渴望与子女、孙辈保持密切的联系，享受天伦之乐。

友情需求。老年人需要朋友的陪伴和交流，一起参加各种活动，如唱歌、跳舞、下棋、旅游等，缓解孤独感。

三、尊重需求

老年人希望得到家人、朋友、社会的尊重和关爱。他们希望他人能够倾听自己的意见和建议，尊重自己的生活方式和选择。对于为社会做出过贡献的老年人，他们希望得到社会的认可和表彰。

四、自我实现需求

许多老年人虽然退休了，但仍然希望能够发挥自己的余热，为社会做出贡献。他们可以通过参加志愿者活动、传授经验技术、参与社区管理等方式，实现自己的人生价值。

老年人也有学习成长的需求，他们希望不断充实自己，跟上时代的步伐。他们可以通过参加各种培训课程、阅读书籍、学习新技能等方式，拓宽自己的视野，提高自己的综合素质。

23

家有"恶邻"扰四方，何以"排雷"去隐患？

最近，某市一小区的两户邻居因为噪声问题发生纠纷，各不相让，几个月来多次报警，每次报警完消停几日就又开始了。6楼住的是一对老夫妇，独自带着3个孙辈生活，老大读初二，老二和小孙女都在读小学，孩子的父母都外出打工。老大爷经常在家里使用电钻、锤子等工具，制造令人难受的噪声。几个孩子也经常在家里闹腾到半夜，不是上蹿下跳就是拖凳子、拉椅子，弄得地板直响。居住在楼下的大伟一家，不堪其扰，频频上门提醒却收效甚微。大伟正在读小学的两个孩子也因此经常被影响，大伟的妻子愤恨不已，每当邻居经过时都要明里暗里地指责一番，这让两家的关系变得更加糟糕。此后，两家人常常因为各种小事吵作一团，周围邻居苦不堪言。

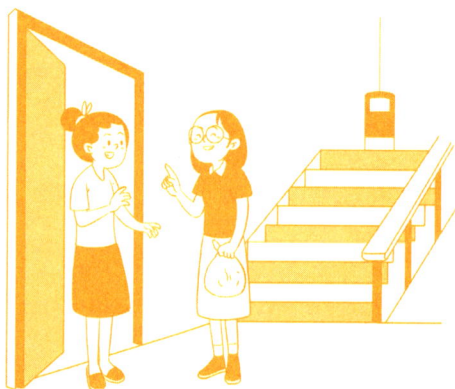

心理解读

俗话说"行要好伴，居要好邻"，又说"远亲不如近邻"，可见，好的邻里关系是守望相助的基础。邻居是生活中不可或缺的一部分，在遇到一些事情的时候，可以找邻居帮忙。大家相处好一点的话，邻居甚至比家里的亲戚来往得更加紧密。好的邻居，也会在平时照顾到你的家人。如果你每天出门上班，迎面碰到邻居给你一个温暖的微笑，那么你会觉得自己一天都是值得被关注的，你的心情也会变好。社会上也有不少关于好邻居的新闻，比如，主人因故滞留在外，十分担心独自关在家中的小狗，还好他的邻居每天通过竹竿给家中的小狗送去食物。一场意外让我们看到了和谐的邻里关系，相信这也是我们每个人期待遇见的邻里关系。其实，我们想要一个好邻居，首先自己要学会做一个好邻居。

邻里相处也是一门学问，邻里之间相处得好，生活中遇到困难，也能更快地解决问题。与邻居友好相处，我们需要做到以下几点：不贪图小便宜、遇到矛盾多协商、多换位思考。本案例中的楼上楼下的两户邻居就是没有充分地换位思考，不愿意去理解他人的处境，结果越闹越大，以至于扰乱到其他邻居的正常生活。总之，良好的邻里关系需要我们共同的努力。

应对之道

如何建立友好的社区邻里关系？

活跃社区文化，使社区真正成为一个和谐的大家庭。中国邻里文化源远流长。《周礼》有云："五家为邻，五邻为里。"《左传》有言："亲仁善邻，国之宝也。"邻里之间守望相助，友爱、分享、关怀的中国式邻里文化已然延续了五千年。一个家族，有了家风才能兴旺；一个社区，有了邻里文化，才会有感情温度。邻里之间关系和谐，文明互助，会有效地减少生活矛盾的发生，提升居民幸福指数。因此，活跃社区文化生活，营造和睦相处的邻里关系，是创建睦邻友好型社区的基础。

建立邻里互助知心小组，分享并纾解各类情绪问题。实际上，心理助人并不是心理咨询行业的专利，自人类诞生起，就有了各种心理助人活动，比如日常聊天、社团等都带有心理助人的成分。社区心理互助小组是一种更加正式、自主性动机更强的心理互助活动，小组通过定期聚会，针对某一话题进行分享讨论，帮助纾解邻里间的各种情绪情感问题。心理互助小组的重要价值在于群体的力量，能够让人得到一种被理解的力量。

定期开展利于促进社区人际关系的社区心理活动。人际关系在人的心理卫生保健方面具有重要的作用，良好的人际关系是相互关心、相互爱护、相互帮助的，可以缓解心理压力，促进心理健康，而不好的人际关系，很容易让人产生心理障碍。促进人际关系的心理活动多样，比如人际关系知识讲座、人际关系技能培训等，此类活动可以加深社区成员对人际关系的理解，让社区成员提升人际交往的技巧，有利于帮助社区成员学会如何在社区中尊重他人、保护自己，创建和谐良好的社区交往环境。

开展"好邻居"等践行友好型社区建设的先进典型人物事迹宣传，发挥榜样效应。有心理学家认为，模仿榜样是一种替代强化行为，即模仿者希望得到和被模仿者一样的成果或行为，所以想通过模仿来对自己的一些现有行为做出矫正。榜样具有带头、示范和引导的作用。

心理小贴士

增进邻里关系"小妙招"

1.主动交流：在日常生活中多与邻居沟通，打招呼，问候对方。这样可以增进彼此的了解，拉近关系。

2.互帮互助：在邻里之间，互相帮助、关心是必不可少的。当邻居遇到困难时，尽自己所能提供帮助，同时，在自己需要帮助时，也不怕麻烦邻居。

3.遵守公共秩序：共同维护社区环境，遵守小区规定，不乱扔垃圾，不在公共区域乱堆物品，保持公共卫生。

4.尊重隐私：尊重邻居的隐私，不随意打扰他人，尽量避免在晚上进行噪音较大的活动。

5.礼让谦和：遇到邻里间的矛盾和纠纷，要学会礼让，以和为贵。遇到问题，冷静沟通，避免激化矛盾。

6.分享快乐：在节假日或生活中遇到喜事时，可以与邻居分享，增进邻里之间的感情。

24

个人遭遇重大事件后，社区如何作为？

某月的一天，只身一人打工的小轩在租住处遭入室抢劫、强奸。该案在当地影响很大，巨大压力之下的小轩，选择离开了原租住处和工作单位。检察院了解情况后，考虑到小轩在重新寻找工作和找寻住处期间经济困难，很快向其发放了特困刑事被害人经济救助金2000元。此后，小轩还是常常来检察院诉说其遭遇。接访检察官在与她多次交流后发现，年轻的小轩始终未能走出案件给她带来的巨大心理阴影，于是开始注意从精神上对其进行救助。为了能尽快抚平其心理创伤，消除案件对她今后生活的影响，检察官和社区积极联系该区卫生局，共同聘请了心理咨询师参与救助。

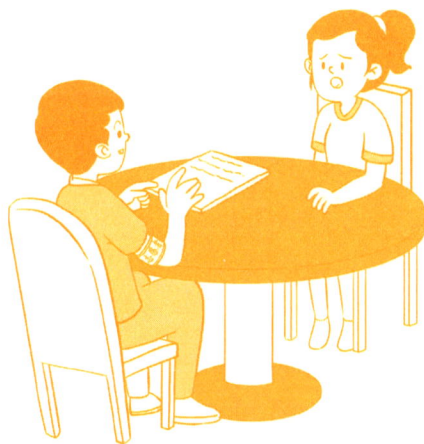

心理解读

刑事犯罪活动对受害人来说，是一种突发性事件，被害人在没有任何心理准备的情况下遭遇类似的重大事件，极有可能在心理上留下巨大创伤。杀人、伤害、强奸等暴力犯罪，还可能给被害人带来肢体残疾、家庭解体等客观方面的沉重打击。

心理创伤特指个体遭受突发性事件刺激后，产生各种心理问题的总称，心理危机是其发展到最高程度的表现。

遭受心理创伤的人在情绪方面，往往会充满恐惧，比如有的人遭遇抢劫后对独自外出感到担忧，长期处于焦虑状态，不断担心类似事件发生在自己或家人身上；他们会对犯罪者感到愤怒，觉得遭受不公正对待，这种愤怒可能指向犯罪者、司法系统或社会；还可能陷入悲伤和抑郁，尤其是在遭受重大损失时，对生活失去兴趣，感到无助绝望。

在认知方面，遭受心理创伤的人可能会有闪回和噩梦，频繁回忆起当时的场景，影响睡眠和日常生活；注意力难以集中，记忆力下降，反应迟钝；信任缺失，对他人尤其是陌生人高度警惕，甚至对身边人也产生怀疑。

行为上，遭受心理创伤的人可能会有回避行为，避免与事件发生相关的地点、人物或活动；远离社交圈子，觉得自己难以融入正常社交生活；在极端情况下，可能会有自我伤害行为，如割伤自己、酗酒、滥用药物等。

总之，心理创伤表现复杂多样，需要周围的人及时关注和干预，帮助他们走出阴影，恢复身心健康。

应对之道

鉴于个人重大事件对当事人造成了严重的心理打击，社区工作人员对这类人进行心理帮扶时，应该按照心理危机干预的六步法来进行疏导。

一、确定问题

即从当事人的角度，确定和理解当事人本人的问题。在整个危机干预过程中，工作人员应该围绕所确定的问题来把握、倾听和应用有关心理技术。为了帮助确定危机问题，社区工作人员在干预开始时应该认真倾听求助者的诉求，做到同情、理解、真诚、接纳以及尊重。

二、保证受害人安全

在危机干预过程中，社区工作人员应将保证当事人安全作为首要目标。简单来说，就是帮助当事人对自我和他人的生理和心理危险性降到最低。

三、给予支持

危机干预的第三步是与当事人进行沟通与交流，使当事人知道社区工作人员是能够给予其关心帮助的人。社区工作人员不要去评价当事人的经历与感受，不要去评价当事人的行为，而是应该提供这样一个机会，让当事人相信这里有一个人确实很关心他。

四、提出并验证可变通的应对方式

这一步侧重于当事人与社区工作人员常会忽略的一面——有许多适当的方法或途径可供当事人选择。多数情况下，当事人处于思维不灵活的状态，不能进行恰当的判断，有些处于危机的当事人甚至认为无路可走了。

在这一步中，社区工作人员有效的工作能帮助当事人认识到，有许多可变通的应对方式可供选择，其中有些选择比别的选择更为适宜。工作人员可以从以下几个方面思考变通的方式：1.环境支持，这是提供帮助的最佳资源，让当事人知道有哪些人现在或过去在关心自己；2.应对机制，即当事人可以用来战胜目前危机的行动、行为或环境资源；3.积极的、建设性的思维方式，可用来帮助当事人改变自己对问题的看法并减轻应激与焦虑水平。如果能从这三方面客观地评价各种可变通的应对方式，危机干预工作者就能够给感到绝望和走投无路的当事人以极大的支持。

虽然危机干预工作者可以考虑有许多可变通的方式来应对当事人的危机，但只需与当事人讨论其中的几种。因为处于危机之中的当事人不需要太多的选择，他们需要的是能处理其现实境遇的适当选择。

五、制订计划

危机干预的第五步是制订计划，这是从第四步逻辑地、直接地发展而来的。危机干预工作者要与当事人共同制订行动计划来矫正其情绪的失衡状态。计划应该满足两个要求：1.确定有另外的个人、组织团体和有关机构能够提供及时的支持；2.提供应对机制——当事人现在能够采用的、积极的应对机制。工作人员应确定当事人能够理解和把握的行动步骤。根据当事人的应对能力，计划应注重切实可行和系统地帮助当事人解决问题。

计划的制订应该与当事人合作，让其感到这是他自己的计划，没有剥夺他们的权利、独立性和自尊，这一点很重要。在实际操作中，有些当事人可能并不会反对帮助者决定他们应该做什么，因为此时这些当事人往往过分关注于自己的危机，忽略自己的能力，他们有时甚至会认为将计划强加给他们是应该的，所以让受情绪困扰的当事人接受一个强加给他们的具有善意的计划往往很容易。因此，计划的重点是需要当事人自主将计划付诸实施，将自制能力逐步恢复，进而让他们不依赖于支持者（如危机干预工作者）。

六、得到承诺

第六步"得到承诺"紧跟在第五步之后。如果制订计划这一步完成得较好的话，则得到承诺这一步就比较容易。多数情况下，得到承诺这一步比较简单，可以让当事人复述一下计划，比如对他说："现在我们已经商讨了你计划要做什么，下一步将看你如何向他表达自己的愤怒情绪。请跟我讲一下你将采取哪些行动，保证你不会大发脾气。"在这一步中，危机干预工作者要明确，在实施计划时应与当事人达成同意合作的协议。

在第六步中，危机干预工作者不要忘记其他帮助的步骤和诸如评估、保证安全和给予支持的相关要求。在结束危机干预前，工作者应该从当事人那里得到诚实、直接和适当的承诺。

心理小贴士

"替代性创伤"：目击者也会"受伤"

我们都知道面对重大刑事案件，受害人往往在事后产生严重的心理问题。而在实际上，很多目击现场的人也会产生心理困扰，即所谓的"替代性创伤"。

"替代性创伤"是指当一个人在目击他人经历创伤性事件或者长时间接触他人的创伤性经历相关信息后，自身产生的类似创伤反应的心理现象。目击者可能会像亲身经历创伤事件的人一样，感受到强烈的恐惧。例如，在目睹严重的交通事故后，即使自己并未受伤，但之后每当看到类似的道路场景或者车辆行驶场景时，就会莫名地感到害怕，担心事故会再次发生，或者在脑海中反复出现创伤性的画面；如目击了一场暴力犯罪后，受害者痛苦的表情和犯罪现场的血腥画面会不断地在目击者脑海中闪现，使其在工作、学习或者日常生活中难以集中注意力。目击者也可能会回避与创伤事件相关的场景、话题或者人群，表现出过度的警惕和敏感，对任何可能的危险迹象都保持高度的警觉，身体和心理都处于一种紧张的状态。

如果目击者出现了这些症状，可以通过写日记、绘画、与朋友倾诉等方式来释放内心的恐惧、悲伤等负面情绪。比如每天花15—20分钟将自己对所目击创伤事件的感受写下来，或者与信任的朋友分享自己的情绪体验，这样有助于减轻心理负担。也可以学习一些放松技巧，如深呼吸、冥想、渐进性肌肉松弛等。例如每天进行10—15分钟的深呼吸练习，通过缓慢地吸气、呼气，将注意力集中在呼吸上，排除外界的干扰和杂念，从而缓解身体和心理的紧张状态。

如果"替代性创伤"的症状严重影响了日常生活和工作，那么寻求专业心理咨询师的帮助是必要的。咨询师可以通过专业的心理治疗方法，帮助目击者处理创伤性情绪和认知。此外，加入由有类似经历的人组成的支持小组也是一种有效的方式。在小组中，成员们可以互相分享自己的感受和经验，互相支持和鼓励，给予彼此力量。

25
重大突发公共事件来袭，社区怎样开展心理防护？

案例导入

2020年2月至3月间，一项关于新冠肺炎疫情对大众心理健康影响的调查显示，由传染病大流行引起的创伤后应激障碍发病率在20%以上。很多患者虽然感染病毒之后身体恢复了健康，但心理遭受了严重影响。

突发性的公共事件不仅会对经济和社会发展产生不利影响，更会对人民的生命和健康带来重大影响。例如，1998年的特大洪水、2008年汶川地震和2020年的新冠肺炎疫情。无论在哪个时代，人类都面临着诸多风险，很多时候我们难以避免，那么积极应对成了我们能够选择的唯一出路。

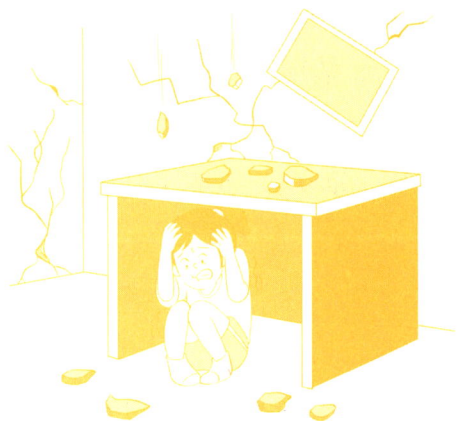

心理解读

根据《国家突发公共事件总体应急预案》，突发公共事件主要分四类：自然灾害、事故灾害、公共卫生事件和社会安全事件。人的心理，是人脑对客观现实的能动的反映。当这些突发公共事件来袭，由于人们无法事先预见，从而形成一种强烈的外在刺激，冲击了人们原有的内心和谐的状态，产生一系列高度的紧张状态。这就是所谓的"心理应激"。

心理应激是人不可避免的。适度的应激对人有益，它有助于人们集中智慧、动员力量、迅速抉择，进而采取有效行动，来应对突如其来的事件和危险。而过强、过久的应激则会损害人的正常功能，并对身心健康造成威胁。这种状态具体表现在以下几个方面。

一、认知改变

过度敏感，近期特别关注自己的身体状况，对重大公共事件的信息非常敏感；思维偏执，固执认死理，思维灵活度下降，看待问题狭隘，选择性关注负面信息；对事件相关信息的判断绝对化、灾难化；注意力不集中、记忆力下降等。

二、情绪反应

焦虑是最常出现的情绪性应激反应，是人们预期将要发生危险或不良后果时所表现的紧张、恐惧、担心等情绪状态。适度的焦虑可以提高人们的警觉水平，伴随焦虑产生的交感神经系统被激活，可以提高人们对环境的适应和应对能力，是一种保护性反应，但过度或不恰当焦虑，就是有害的心理反应。

恐惧是一种遇到灾难时惊慌、害怕、惶惶不安的情绪反应，没有信心和能力战胜危险，欲回避或逃跑。过度或持久的恐惧会对人产生严重不利的影响。

抑郁表现为情绪低落、消极悲观、孤独、无助、无望等情绪状态，伴有失眠、食欲减退、性欲下降等身体不适感，严重时甚至有悲观厌世的想法。

愤怒是与挫折和威胁有关的情绪状态，多是为排除阻碍或恢复自尊而引发，常伴有攻击性行为。

三、行为变化

逃避、回避与事件相关的信息，逃避检查与治疗；反复查看事件的进展，过于频繁地使用手机；人际互动减少，离群索居；生活懒散，懒言少语，怨天尤人；做事变得冲动、莽撞，对他人有愤怒、憎恨等敌意态度，甚至产生攻击行为；等等。

四、躯体症状

轻微的胸闷、气短、胸痛、食欲下降、腹部不适、尿频、出汗、肌肉紧张、发抖、全身乏力；有些会出现头痛、心慌、心悸等；睡眠差，表现为入睡困难、睡眠浅、早醒、多梦且多噩梦；甚至出现心率加快、血压升高、体温升高；等等。

应对之道

突发公共事件发生时社区该如何进行心理帮扶？

突发性公共事件发生，社区需要积极开展心理防护工作，预防、及时控制和减缓突发公共事件发生后的心理社会影响；促进突发公共事件发生后的心理健康重建；维护社会稳定，促进公众心理健康。

及时发布真实通知，安抚恐慌人群。在社区生活共同体里，一旦发生突发公共事件，居民就需要面对共同的风险或威胁。受此影响，居民可能遭遇重大的利益损失，如可能遭遇疾病多发等人身安全威胁，或可能遭遇私有房产等资产价值大幅贬损。这些事件非常容易引起不明真相居民的焦虑和惶恐。为了避免公共危机事件在社区中的不实传播和非理性集体行动的发生，社区应及时给予公众一个真实和明确的通知，这是有效消除居民恐慌和安定民心的关键。

建立危机中的网络心理咨询专门通道，帮助出现心理困扰的居民渡过难关。公共危机事件发生后，不免有一些心理承受能力较弱的居民，出现焦虑、沮丧、痛苦、悲愤等不良反应，严重时还可能会有生命危险。对此，社区要尽早将既有资源迅速转化为缓解危机的可用资源，建立危机中的心理咨询服务特殊通道，协助处理危机事件下的心理问题，尽可能将心理危机消除在萌芽状态。

将受到公共危机事件影响的居民小规模组织起来，形成社区心理互助小组。社区心理互助小组可以实现"抱团取暖"的心理效应，通过专业心理咨询师的干预促使小组成员改变不合适的价值观和行为方式，汲取力量共同消解危机带来的不利影响，同时也能提升集体和个人的心理危机应对能力。

组建心理危机干预队伍。心理危机干预队人员最好以精神科医生为主，心理治疗师、心理咨询师、精神科护士和社会工作者为辅。心理危机干预队至少由2人组成，尽量避免单人行动。有突发公共事件心理危机干预经验的人员优先入选。队伍配队长1名，指派1名联络员，负责团队后勤保障和与各方面的联系。

工作开始以前应对所有人员进行短期紧急培训。

评估目标人群并制订干预计划。 评估目标人群的心理健康状况，了解受灾人群的社会心理状况，根据所掌握的信息，发现可能出现的紧急群体心理事件苗头，及时向救灾指挥部报告，并提供解决方法。心理危机干预队还可在评估的基础上，将目标人群分为普通人群、重点人群，制订相应的干预计划。

开展紧急心理危机干预。 紧急心理危机干预的时限为突发公共事件发生后的4周以内，主要开展心理危机管理和心理危机援助。目标人群可分为4级，逐级进行心理危机干预。

第一级人群：亲历突发公共事件的幸存者，如死难者家属、伤员、幸存者。第二级人群：突发公共事件现场的目击者（包括救援者），如目击灾难发生的灾民，现场指挥、救护人员（消防、武警官兵，医疗救护人员，其他救护人员）。第三级人群：与第一级、第二级人群有关的人，如幸存者和目击者的亲人等。第四级人群：后方救援人员、突发公共事件发生后在事发地区开展服务的人员或志愿者。

开展心理应激和心理健康知识宣传。 社区可以向灾民宣传应对突发公共事件的有效方法，提供心理健康教育，科普突发性公共事件发生后常见心理问题的识别与应对知识，帮助重点人群积极应对，恢复正常生活。

组建灾后社区心理社会互助网络。 社区可与当地民政部门、学校或志愿者组织等负责灾民安置与服务的部门，同专业的心理医生进行联系，采取集体讲座、个体辅导、集体心理干预等措施，教会工作人员简单的沟通技巧、自身心理保健方法，并对他们开展必要的培训，让他们协助参与、支持心理危机管理工作。

心理小贴士

在面对突发事件时，社区工作人员可以教习居民按摩穴位缓解情绪。

膻中穴，俗称"出气穴"。《黄帝内经》中有记载："膻中者，臣使之官，喜乐出焉。"意思是说，膻中穴是心包经的令官，人在胸闷抑郁的时候，按摩这个穴位可以驱散心中的郁闷之气，让心情变得愉悦。

膻中穴是心包募穴（心包经经气聚集之处），是八会穴之气会（宗气聚会之处），又是任脉、足太阴、足少阴、手太阳、手少阳经的交会穴，能理气活血通络，宽胸理气，止咳平喘。现代医学研究也证实，刺激该穴可调节神经功能，有松弛平滑肌、扩张冠状血管及调节消化系统功能等作用，能辅助治疗各类"气"病，包括呼吸系统、消化系统病证，如哮喘、胸闷、心悸、心烦、心绞痛等。

许多人在医院针灸、按摩该穴位后自觉腹内气体流动，胸部舒畅宽松，有的人还可听到肠鸣音。其实平时自己按揉就可以收到疏理气机的效果。建议大家每天按揉此穴100下，时间2—3分钟，便可达到古籍中所说的："气和志适，则喜乐由生。"揉的时候请注意：四指并拢，然后用指肚轻轻地做顺时针的环形揉动或者从上到下摩，千万别从下向上推。

第三篇
社区干部心理保健篇

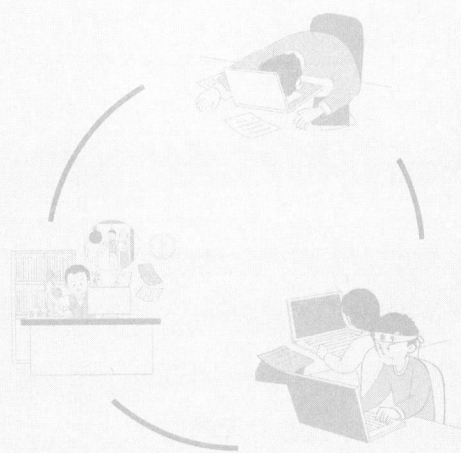

26

工作日夜连轴转，要如何照顾自己？

小方是"街道总管"。早上6点30分，小方已经来到单位，开始了一天的工作。7点30分，他习惯性打开电脑查看数字化平台有无新增的交办事项。上午10点，从社区巡查一圈回到单位的小方已汗流浃背。下午1点左右，小方坐下匆忙扒了几口饭就开始接待群众来访，认真倾听群众问题，耐心细致讲解相关政策，为解决群众的问题出谋划策。下午3点，小方例行安全生产日常巡查，到辖区企业和商店等场所转一转。下午5点，小方与合作社干部一起入户做宣传动员，发放防诈骗传单。晚上7点，路灯次第亮起，小方还在办公室里忙碌着。日复一日的连轴转，小方的心理健康出现了问题。

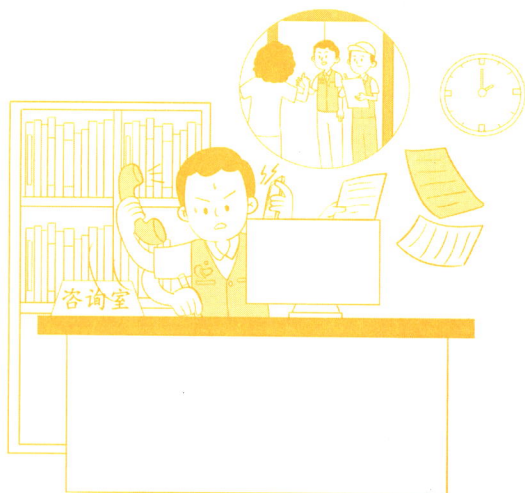

心理解读

现在，像小方这样"连轴转"的基层社区工作者还有许多，在他们疲惫的身影后，是璀璨的万家灯火。社区干部处于行政体系的"神经末梢"，肩负着落实国家政策和服务群众的重要使命。

社区工作人员心理压力来源有哪些?

繁重的工作负荷容易让人疲惫。社区工作内容繁杂,涵盖了民政、社保、综治、环境、卫生等多个领域。社区工作人员往往一人身兼多职,需要处理大量的日常事务,容易让人感到疲惫。

高标准的工作要求加重了心理压力。随着社会的发展和居民需求的不断增长,对社区工作人员的要求也越来越高。为了达到这些要求,社区工作人员需要付出更多的努力和时间,因此有了更大的工作压力。

面对居民负面情绪时容易产生挫败感。社区工作人员需要与各种各样的居民打交道,处理居民的各种问题和诉求。有些居民可能对社区工作不理解、不支持,甚至会提出不合理的要求,这给社区工作人员带来了很大的心理压力。社区工作人员需要耐心地解释政策、协调矛盾,有时还会受到居民的指责和抱怨,容易产生挫败感。社区工作人员在工作中还可能会遇到一些特殊群体,如残疾人、孤寡老人等。照顾这些特殊群体不仅需要投入大量的时间和精力,还需要具备一定的专业知识和技能,这对社区工作人员的心理承受能力提出了更高的要求。

工作成就感不足。社区工作人员的工作成绩往往难以得到充分的认可和回报。另外,社区工作职业上升通道较为狭窄,这也会降低社区工作人员的工作动力和成就感。

职业自豪感不足。社区工作虽然重要,但社会普遍对社区工作人员的认可度不高。很多人认为社区工作人员的工作只是一些琐碎的事务,没有什么技术含量和价值。这种社会偏见会让社区工作人员感到自己的工作不被重视,缺乏职业自豪感。

其他问题。社区工作人员还需要经常外出走访居民、处理问题,工作环境复杂多变,存在一定的安全风险。工作的时间不固定,社区工作人员还需要随时响应居民的需求。这些都会对社区工作人员的身体健康和心理健康造成不良影响。

长期承受高工作压力的危害有哪些?

影响身体的健康。长期承受高强度工作压力会导致身体疲劳,引发各种身体不适,如失眠、头痛、背痛、肠胃问题等。同时,长期的压力会对身体的免疫系统产生负面影响，人会出现焦躁不安、精神倦怠、失眠和多梦等症状，以及其他症状，如心悸、胸闷、四肢无力、腰痛和腿部疼痛以及性功能障碍。对于女性来说，还会导致月经不规律、痛经和脸色暗沉等。

心理健康受损。长期的工作压力过大容易让人产生焦虑、抑郁、自卑等负面情绪，甚至会对自我价值感和自尊心产生打击，进而影响个人的心理健康和幸福感。

工作效率下降。长期的高强度工作状态会导致身体机能退化、记忆力下降、思维困难等问题，进而影响工作效率和质量。这可能会导致错误率增加、失误增多，最终降低工作绩效和影响职业发展前景。

生活质量下降。工作压力过大可能会占据个人大量的时间和精力，从而忽略休闲娱乐、社交和家庭生活等重要的生活领域。这可能会导致个人生活质量下降，甚至引发家庭矛盾和人际关系问题。

应对之道

社区工作人员应对工作压力的方法

一、调整心态

1. 正确认识压力

我们要认识到工作压力是不可避免的，它是工作的一部分。适当的压力可以激发人的潜能，提高工作效率。但过度的压力则会对身心健康造成负面影响。因此，要学会正视压力，接受它的存在，并积极寻找应对方法。

2. 培养积极心态

保持乐观、积极的心态是应对工作压力的关键。我们可以通过培养自己的兴趣爱好、参加体育锻炼、与朋友交流等方式，释放压力，调节情绪，另外也可以学会从工作中寻找乐趣和成就感，关注自己的进步和成长，增强自信心。

在面对困难和挑战时，要学会换个角度看问题，以积极的心态去面对。例如，把工作中的困难看作是提升自己能力的机会，把居民的投诉看作是改进工作的动力。这样可以帮助你更好地应对压力，保持良好的工作状态。

二、时间管理

1.制订工作计划

我们可以根据工作的重要性和紧急程度，制订每日、每周、每月的工作计划，明确工作目标和任务，合理分配时间和精力。

在制订工作计划时，要充分考虑自己的实际情况和能力，避免过度安排工作任务。同时，要留出一定的弹性时间，以应对突发情况和不可预见的任务。

2.学会拒绝

社区工作人员在工作中往往会面临各种请求和任务，如果不懂得拒绝，很容易导致工作负担过重，压力过大。我们要学会根据自己的工作重点和能力范围，合理拒绝一些不合理的请求和任务。在拒绝时，要注意方式方法，表达自己的困难和理由，避免引起不必要的矛盾和冲突。

我们可以通过与上级领导沟通、与同事协作等方式，共同解决一些工作中的问题，减轻自己的工作压力。同时，我们要学会合理分配工作任务，充分发挥团队的作用，提高工作效率。

三、寻求支持

同事是社区工作人员在工作中最亲密的伙伴，与同事交流合作可以帮助我们缓解工作压力，提高工作效率。我们可以与同事分享工作经验和心得，互相学习、互相支持。同时，我们要学会团队合作，共同完成一些复杂的工作任务，减轻个人的工作压力，必要时可以向上级领导寻求帮助和支持。

四、自我提升

不断学习和提升自己的专业知识和技能是应对工作压力的有效途径。你可以通过参加培训课程、阅读专业书籍、学习先进经验等方式，提高自己的业务水平和工作能力。这样可以让你更加自信地面对工作中的各种挑战，减轻工作压力。

除了专业知识和技能外，社区工作人员还需要提高自己的综合素质，如沟通能力、协调能力、组织能力等。你可以通过参加各种培训课程、实践活动等方式，提高自己的综合素质。这样可以让你更好地应对工作中的各种复杂情况，减轻工作压力。

心理小贴士

工作不顺心的时候如何照顾自己?

在工作中如果遇到了工作对象很不配合的时候,我们可以先表示理解,大部分人都是可以配合的,只有极少数人可能受事件的影响比较大,情绪和行为很难控制,容易起冲突。在这种情况下,先表示理解,这有助于平复他的情绪,也有助于后期工作的开展。

如果很难受,我们要暂时停下来,找一个稍微安静点的地方做深呼吸,稍微进行缓解、调节,也会有比较好的效果。

如果工作压力很大,心理和身体很不舒服,或者家里有重要的事情,要及时与同事和上级沟通,必要时可以停止工作或者是轮换工作。如果自己调整不好,也可以拨打心理援助热线寻求专业的帮助。

27

跟同事闹矛盾，
关系紧张如何缓解？

小刘这天正在上班，领导叫大家去开会，会上领导先是讲了一些近期的工作安排，然后就开始分配任务，最后大家表示没有异议后就散会了。刚回到座位，和小刘一组的同事就找了过来，因为两人负责一个项目。同事直接说，要怎么做他都安排好了，叫小刘开始干活。小刘有点不乐意了，说："你都还没问过我呢。"同事说，他以前都是这样干的，虽然慢但安全，从没出事。小刘说："我有一个方法，可以提升效率、缩短时间，但有一点风险，要不试一下，效果都一样。"同事觉得，他是前辈，经验足，听他的没错。但小刘想表现、出成绩。两人都坚持己见，不肯退步，就这样吵了起来。

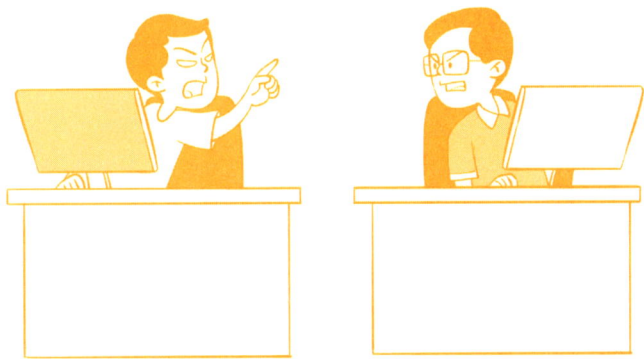

心理解读

小刘跟同事一个坚持慢工出细活，一个坚持效率，虽然有一点风险，但节省时间。两人都坚信自己是对的，否定对方，虽然彼此在沟通，但是越沟通立场却是越坚定，好比两人在扳手腕，总想把对方压倒，自己获得胜利，不断攻击对方的观点，找对方的弱点，质疑对方。对方观点的优势，也因自己的偏见，而视而不见。两人都不断陈述自己的观点，强调自己是对的。

若争执得不到解决，我们可以预见接下来会发生更多的冲突。同事可能觉得小刘在针对他，想获得领导的青睐。而小刘却觉得同事顽固不化，明明有更好的方法却不用，非要守着以前的老方法，费时费力不说，还没成绩。最后两人可能相互杠上，互相看不顺眼，还互相挑刺，最后越干越累。

什么原因容易导致职场冲突？

权利与责任归属的冲突。职场是一个团队，但是工作难免有模糊地带，每个人都希望自己有更大的决策权，同时又希望自己所需要承担的责任越少越好。在这种心态下就特别容易产生冲突。

层级所产生的冲突。清楚地表达自己的意见又要让对方接受，这在不同层级之间是件不容易的事，每个层级的人在面对工作任务时思考的方式是存在差异的。

利益的冲突。考核、升迁是衡量工作表现的重要指标，每个人都希望能够表现最好的绩效，但很可能会不小心或无意识地侵害他人的利益导致产生冲突。

沟通技巧不佳。有的人只在意讲出自己的话，不管别人要不要听。也有人在沟通的时候缺乏聆听和同理心，缺乏清晰的表达，在误解信息时又将责任归咎于对方。

其他原因。如情绪控制不好、工作能力不佳、不尊重别人权益、不懂得换位思考等个人特质，还有一些家庭因素等。

冲突处理不当有哪些危害？

影响身体健康。在卫生保健中，人际关系起着非常重要的作用。一项研究报告指出，人际关系对身体健康的影响不容小觑，特别是在心脏病、高血压、癌症等疾病上，其作用甚至不亚于饮食和休息。美国加州大学洛杉矶分校医学院的研究人员通过对122名健康的年轻人进行跟踪观察研究，并根据他们的日记来判断其心情状态和周边人际关系后发现，保持积极向上的心态，维持周围人能跟自己相处良好且没有竞争关系的状态，更容易让人保持身体健康，避免生病。

影响心理健康。我们知道，人与人之间拥有良好的人际关系，可以互相关心、互相爱护、互相帮助，这样就可以降低心理压力，化解心理障碍，有利于心理健康。不良的人际关系则有话不想说，也不能说，只有把所有的问题都压抑在心中。如果产生的问题不能得到有效的化解，很容易把心理问题积蓄和放大起来，这样就很容易产生心理障碍。

应对之道

如何处理职场冲突？

冷静反思。一旦意识到冲突发生，首先要做的是让自己冷静下来。可以暂时停止争论，找个借口离开现场，比如"我需要去倒杯水，我们稍后再谈"或者"我先去处理一个紧急任务，回头我们再继续讨论"。这样可以避免冲突进一步升级，给双方一个缓冲的时间。在离开的这段时间里，深呼吸几次，让自己的情绪逐渐平复下来。不要一直沉浸在冲突的情绪中，而是尝试转移注意力，想想其他的事情，或者做一些简单的放松活动，如伸展身体、走动一下等。

冷静下来后，开始反思自己在冲突中的表现。思考自己的言行是否恰当，是否有过激的地方。你可以回忆冲突的过程，分析自己的观点和立场是否合理，想想是否存在误解对方的地方。同时，也要考虑自己的情绪反应。问自己为什么会感到愤怒、沮丧或者焦虑。这些情绪是由对方的行为引起的，还是自己内心的某些因素导致的？通过自我反思，你可以更好地了解自己在冲突中的角色和责任，为解决冲突做好准备。

采用恰当的方式进行沟通。首先，选择一个合适的沟通时机，沟通时要保持尊重和礼貌，用平和的语气说话，不要使用攻击性的语言或者指责对方。你可以"我想和你谈谈我们之间的问题，希望我们能够找到一个解决方案"这样的开场白来开始对话。

接着，倾听对方的观点和感受。让对方充分表达自己的想法，不要打断对方。用理解的态度去倾听，尝试站在对方的角度去思考问题。你可以用"我理解你的感受"或者"你的观点有一定的道理"等话语来回应对方，让对方知道你在认真倾听。

然后，表达自己的观点和感受。在表达时，要客观、清晰地说明自己的立场和理由，同时也要注意表达方式，不要让对方感到被攻击。你可以用"我认为……是因为……"这样的句式来表达自己的观点，同时也可以提出一些建设性的解决方案，如"我们可以尝试……或者……你觉得怎么样？"

找到共同利益。虽然双方在冲突中可能存在分歧，但是往往也有一些共同的目标或者利益。你可以通过分析问题的本质，找到双方的共同关注点，以此为基础来寻求妥协的方案。一旦找到了共同利益，就可以提出一些妥协方案。妥协方案应该是双方都能接受的，并且能够满足双方的部分需求。你可以提出几个不同的方案，让对方选择。或者，也可以邀请对方一起提出方案，共同探讨哪个方案最可行。

反思冲突过程。当冲突得到解决后，不要急于结束，而是要反思冲突的过程。回顾整个事件，分析冲突产生的原因、双方的表现以及解决方案的效果。你可以思考以下问题：冲突是如何产生的？我们在沟通中存在哪些问题？解决方案是否有效？还有哪些地方可以改进？通过反思冲突过程，你可以从中吸取经验教训，提高自己处理冲突的能力。同时，也可以发现一些潜在的问题，及时采取措施加以解决，避免类似的冲突再次发生。

建立良好关系。冲突解决后，要努力建立良好的关系。你可以通过一些积极的行动，如主动与对方交流、合作完成任务、表达感谢等，来修复和加强双方的关系。你可以说"很高兴我们能够解决这个问题，希望以后我们能够更好地合作"或者"感谢你在解决冲突中所做出的努力，我很期待我们未来的合作"等话语来表达自己的诚意。

心理小贴士

如何在工作中"左右逢源"？

学会控制情绪。当一个人突然在荒野中遇到一头熊时，他的身体会立即发生以下变化：肾上腺素激增、瞳孔扩张、呼吸加剧、心跳加快，以及血液流向心脏、肌肉和四肢。人脑会驱使身体停止所有无关的活动，专注于逃跑或战

每天学点心理学：社区心理健康知识手册

斗。在现代生活中，每个人都必须面对许多类似的"熊"，场景可能会更加复杂。在长期的压力下，人们的情绪往往越来越难以控制。因此，为了避免心情不好时做出的非理智行为，最好先冷静6秒，以便争取更多的时间来思考和应对当前的情况。

不要进行人身攻击。一旦发生冲突，特别是当两个人争吵时，很容易情绪化，很容易让一个人失去理智，说一些不合适的话。当遇到冲突时，一定要克制自己，与对方只讨论冲突的部分，避免互相攻击，避免因为争吵而互相伤害。

对事不对人。关注问题本身，而不是你的同事。因为你不仅不能改变他，还要继续和他一起工作。即使你不能和他交朋友，也尽量不要因为工作而冒犯他。记住，公是公，私是私，不要混淆两者。当你被指控工作有问题时，你可能会觉得自己受到了人身攻击。事实上，你根本不需要这么想。你只需要从工作的角度考虑问题就可以了。

28

工作辛苦还被批评，心里委屈怎么办？

案例导入

社区最近正在组织活动，小吴作为骨干承担起了这项任务。领导特意和小吴强调：这次活动非常重要，你作为负责人，一定要精心准备，不容有失。为了体现自己的能力价值，小吴从宣传片的制作、新闻通稿的撰写、活动物料的准备等各方面都花了大力气去筹备，经常是同事都下班了，他还在办公室加班。眼看着活动召开的日子越来越近，小吴却越来越烦，原来领导经常批评他稿子有问题、宣传片水准太低等。领导的批评让小吴觉得很委屈。小吴心想："别人休息的时候，自己常常加班工作，一个人根本忙不过来，领导不但不表扬，还总批评我。"于是，他工作反而不如以前积极了，领导看到他表现越来越差，直接把工作交给别的同事去做了。

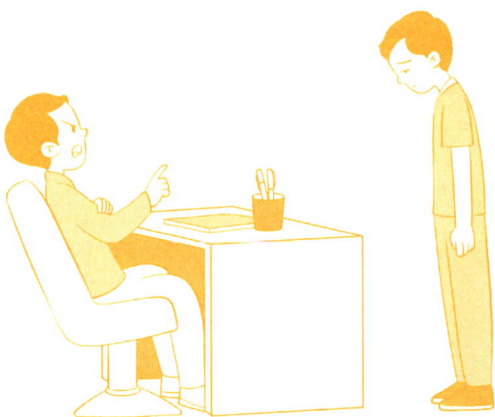

心理解读

在工作中，发生类似小吴觉得很委屈的事情不在少数，很多时候都是"俯首甘为孺子牛"换来"横眉冷对千夫指"。其实，无论做什么，无论个人的职务是高还是低，工作中出了差错受到批评是再正常不过的事。领导的批评可能是出于对工作效果的不认可，也可能是出于对执行者的鞭策。总而言之，批评是职场中必然会存在的一种现象。丹麦文学评论家勃兰兑斯在《19世纪文学主流》一文中提到：批评是人类心灵路程上的指路牌。

产生负面情绪的原因

丹尼尔·戈尔曼（Daniel Goleman）在《情商》一书提出了情绪管理这一概念。负面情绪是指以难过、委屈、伤心、害怕等为特征的情绪。工作中产生负面情绪，无论对个人还是企业而言都是没有任何益处的，而且有时候危害还很大。负面情绪可能影响一个人的工作态度，也可能会降低一个人的工作效率，甚至使人对工作产生排斥心理。负面情绪产生的原因也是多方面的，总结起来可以分为几类。

1.由于工作场所引起的负面情绪，例如办公场所不合理、空间狭小、环境嘈杂等。

2.个人所从事的工作得不到心理的满足，长期纠结于自己的发展方向并得不到解答。

3.人际关系影响。与领导、同事相处过程中，出现了裂隙，有排斥心理，长期沉积为负面情绪。

4.多重因素压迫。主要指家庭、生活、工作、个人之间无法有机协调，失衡后引起的个人情绪问题。

各种负面情绪都会对工作造成不好的影响，类似案例中的小吴，由于对领导批评的不认同，产生了负面情绪，原本积极向上的工作态度也丢了，反而更加得不到领导的认可。大多数情况下，批评往往都是对事不对人的，别人更不会无缘无故地批评你。然而小吴显然没有意识到这一点，他认为批评就是否定，完全没有思考批评的原因和目的。所以，我们在职场中，做人做事的同时，也要正确认识批评的意义。

正确认识批评的意义

正确看待挨批评，被批评本就是很正常的现象。在工作中，难免会受到批评，挨批评属于很正常的现象。每个人在工作中都不可能做到尽善尽美，批评更多时候是为了帮助我们提高，并不是"为了批评而批评"。俗话说，批评使人进步。我们应该意识到挨批评证明自己还有提升的空间。持有这种心态，才能在挨批评的时候，勇于接受，并且良性地转化为动力。

挨批评以后产生负面情绪也是一种正常的心理变化。很多人挨了批评，首先会情绪低落，俗称"脸皮薄"，在一段时间以内往往表现得非常消极，继而产生自责心理。俗话说"良药苦口利于病，忠言逆耳利于行"，批评必然是不爱听的，否则就不是批评了。我们在挨批评的时候，心理变化是一种正常的现象。这种心理变化相当于挨了打会愤怒还手，失眠会焦虑，遇到喜事会开心快乐一样。挨批评产生负面情绪，类似于"自我保护"，是很正常的现象。如果从内心意识到这一点，也就不会在挨批评时产生很重的心理负担了。

要善于剖析批评的内涵，有的时候批评往往另有所指。我们都看过《西游记》，在孙悟空拜师学艺的时候，师父在他头上敲了三下，表面上看是当众批评，实际上是对他悟性的考验。工作中也一样，有的时候领导批评你也有可能是给你提醒。我们不能简单地对批评做出"过激"的反应，而是应该结合局势做一些细致分析。

应对之道

如何才能做好自我调节？

积极乐观的心态往往是自我调节的"原动力"。 如果工作中不出纰漏、没有问题，我们又何必挨批评呢？被批评，说明我们在工作开展的过程中出现了问题。可能是思想问题、作风问题，也可能是能力问题。从这个角度来看，批评是宝贵的，是值得珍惜的，是改造自己、完善自己的良机。当然，这里有一个重要的前提，就是心态要"阳光"。

要认识到批评不是结果，而是对我们工作能力的"期中考"。 当我们在职场中摸索前行，没有人告知我们对错的时候，是一件非常可怕的事情。就像大海中航行的船只，虽然我们一直在前进，如果没有"灯塔"实时地照亮，往往找不到真正的航向。批评就像"灯塔"，是一种鞭策、一种指引、一种对我们前进方向的修正，而不是对我们未来的否定。从本质上来说，批评是对我们上一个阶段工作的"期中考"，通过"批改试卷"，看清楚最近一段时间工作开展的好坏。我们未来的职业发展道路还很长，挨批评只是职场工作中小得不能再小的事情。所以一定要正确对待，不能把批评看得过重。

每天学点心理学：社区心理健康知识手册

学会调整自己的心态，必要时找到心理调节的"出气筒"。人体是一个动态平衡的生态系统，喜、怒、哀、乐、悲等各种情绪相互作用，才成就了我们丰富多彩的人生。我们每个人在职场中的时间都很长，一生之中有将近四分之一的时间都在工作中度过，找到一个适合自己的"出气筒"，往往对我们有很大的帮助。挨批评不可怕，可怕的是挨了批评以后无法宣泄。比如有的人挨了批评，化悲痛为力量，努力工作来"麻痹"自己受伤的心灵；有的人喜欢向别人倾诉，来舒缓自己内心的委屈；也有的人喜欢一醉方休，借以忘却昨日的不快。其实这些都是对自己内心进行调节非常有效的方式。所以，找到适合你的"出气筒"，挨了批评可以把感情宣泄出来。

工作中遇到批评在所难免，不管是因为何种原因，我们要思考批评带给我们的启发。如果还是有负面情绪无法消除，必须要学会的就是自我调节。自我调节，可以使我们"化悲痛为力量"，可以使我们"心里阳光一点"，更能够使我们的职场表现更加成熟、稳重，只有这样，才能在职场有一个更加广阔的未来。

心理小贴士

自我调节技巧

1.自我暗示法。暗示作为一种心理疗法，可稳定情绪，改善心理、行为和生理状态。当遇到烦恼时，学会暗示自己"一切都会过去""破财免灾""知足常乐"等。这样心情就会轻松，头脑就会冷静。

2.小事糊涂。在实际生活中，许多人往往不能控制自己的情绪，遇到不顺心的事，要么借酒消愁、吸烟解闷，要么以牙还牙或破罐子破摔，更有甚者轻生厌世，这些都是一些错误的做法。小事糊涂既能使非原则的矛盾悄然化解，也可使紧张的人际关系变得缓和些。

3.疏泄释放。心中有忧愁、委屈、烦恼时，可向同事、朋友倾诉，或哭出来，或一吐为快，不可闷在心里，积聚成一颗迟早要爆炸的"定时炸弹"。

29

工作追求完美，
如何避免过度焦虑？

小孙是一个工作狂，自认为是个完美主义者，进入社区工作这些年，他全心全意为社区民众服务，不管大事小事都亲力亲为，争取做到最好。由于工作出色，群众和领导都称赞他年轻有为。既便如此，小孙仍感到自身工作有所不足，他觉得工作还能干得更好。最近，小孙心里压力大，身心疲惫，以致近期开始失眠，精神状态不佳，眼睛里布满了血丝，黑眼圈很明显，安定药也起不到任何作用，去医院检查又没有任何问题。小孙整天烦躁不安，在社区与同事的矛盾明显增多，最近与同事发生了三次争吵。在家里小孙对妻子、孩子也是挑三拣四，最近半年里他们每天都在争吵中度过。小孙意识到了问题的严重性——焦虑不但极大地影响到自己正常的家庭生活，也严重地阻碍了事业的发展。

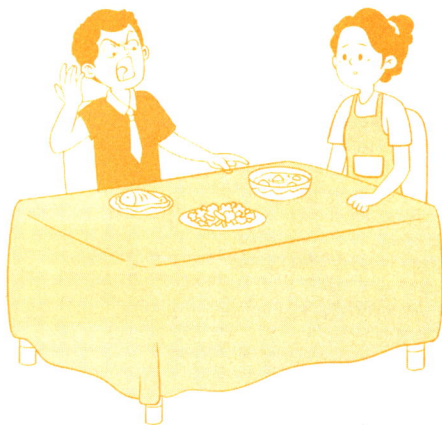

心理解读

工作，做到什么程度才够？做到什么程度才算好？当一个人被病态自负驱使的时候，他不仅想要给人留下完美的形象，事情也同样要做到无可挑剔。当他无法达到自己所期望的结果的时候，就会陷入到焦虑之中。

工作是一种对自己喜好的追求与潜能的实现方式，但当其严重影响我们正常生活的时候，事情就变得远没有那么简单。为了满足自负的心理，有的人觉得必须把事情做得尽善尽美，不能比别人差。另外，这样的人往往不会承认自己的要求高，也不会认为自己在追求本不存在的完美，反而会认为自己的要求仅仅是一种"普通"或"每个人都能做到"的标准。

对于完美主义者，心理学家甄别出两种类型，一种是适应型的，一种是适应不良型的。适应型的完美主义者对自己要求很高，并且相信自己的表现能够与之相符。这样的完美主义，感觉上就像一个人本性的一部分，也能成为一个人自尊的基石。适应不良的完美主义者对自己的要求也很高，但是对自己不抱希望。在适应不良的完美主义人群中，他们对自己的要求与对自己表现的期待之间存在着矛盾。他们更容易去自责，也更容易感到消沉，他们的自尊因而也处于较低的水平。

适应不良的完美主义者有哪些特点？

总是想控制身边的人或事，总是希望身边的人或事都按自己的方式方法去做、去发展，最后达成自己的标准。你是否有过这样的经历，孩子或爱人帮忙做一件家务时，你就会在旁边忍不住地盯着，一旦发现不合心意就会马上训斥，要求必须按照你要求的方式、标准去做。比如，当孩子选择穿自己喜欢的鞋出门时，你却强制他穿另外一双，否则便僵持住了。当我们过度干涉别人处理问题的方法、过程时，已经为自己内心增加了过多负担。其实当一个人习惯性步入干涉别人做事方式的怪圈时，已经增加了自我管理的心理障碍。

对自己很苛刻，对别人也很严苛，做事总是亲力亲为，对别人做事总有不信任的心理，不相信别人能做好。当任务繁重时，有的人把一些工作任务分配给下属，却还是不放心，隔三岔五询问工作进度和细节，一看下属有些地方做得不如他意，自己立马重新开展工作。下属做完的工作，他们也不放心，要重新检查一遍。这样的人在苛求自己的同时也在苛求着身边的人。

对别人，对自己，总是追求完美，抱着"我还没有准备好，所以不能行动"的想法，结果导致行动力变差，甚至有拖延症的现象。就像写一篇文章时，有人常常借口说，还没有充分准备好；收集好了素材又说，不行，还没有想好框架；等素材、框架都有了又说，不行，还没有足够的时间去写；等有了时间开始动笔时，写了一部分又总感觉写得不够好，就停下来了；思考、调整，结果大部分时间用来反复思考和犹豫；最后导致这篇文章由于长时间未完成便不想写了，写文章这件事彻底流产了。

应对之道

如何避免过度焦虑？

学会转身，自行隔断外界的刺激。我们总是想要很多东西，但我们需要的东西很少。有时候选择逃避，并不是一件坏事，如果太多事都会引起你的控制欲，那么让自己遇见时先转身离开。当他人在做自己的事情时，你可以转身关上门刷一会儿手机，不去听、不去看、不去管，没有必要时，不要出现，做一些让自己放松的事情。暂时的隔断可以缓解焦虑，而对一些无关紧要之事的时候，要做好内心里的断舍离。

适当运动，调节情绪。每个人都有自己喜欢的运动方式，有的喜欢跑步机上暴汗，有的喜欢练器械，也有人喜欢游泳……只要适合自己就可以。运动可以让大脑得到氧气，舒缓神经系统，也可以让身体合成多巴胺和血清，从而带来快乐的心情。

尝试与自己沟通，反问自己，先喜欢上自己，再喜欢别人。我们的一生有四个重要的关系：自己与自己的关系，即孤独；自己与最值得珍惜的人的关系，即亲密关系；自己与社会的关系，就譬如友谊与事业；自己与世界的关系。我们若想拥有和谐的人生，那我们在这四个关系上都要做到和谐。要常对自己说："我喜欢自己，我做得已经很好了。"每天去寻找自己身上的一个闪光点，去看自己身边的人，每天从他们身上找一个优点。

完美主义是有利有弊的，我们应该坚持完美主义带给我们的动力，同时也要避免走入完美主义的心理给我们带来的误区。愿每一个完美主义者，都能遵循接纳的思维，接纳自己的人生，接纳旁人的眼光，接纳世界的存在意义，最终成为积极行动的人。

心理小贴士

为"完美主义"设定时间

完美主义者往往会努力完成一项任务，直到它"完美"。为了克服这一点，你可以设定自己认为完成任务所需要的合理时间。

设定时间限制对与完美主义作斗争的人有一定帮助，因为完美主义者会觉得做事情不完美并不意味着他们懒惰或他们不在乎，而是他们在思考"我如何做得更好"。把时间纳入考量，这个问题就变成了"我分配多少时间给这项任务会得到一个更好的结果"，这样对克服完美主义以及相应的拖延症有一定帮助。

30

大家都很拼，
该"卷"还是"躺平"？

刚进入社区工作的小李，发现身边的同事都拼命干活，想早点让自己升职。他们有一腔热血，拼命加班干活，出差回来也不休息，继续熬夜干通宵。开始，小李也加入了他们，一心放在工作上，每天除了工作还是工作，没有一点属于自己的时间。慢慢地，小李觉得身体受不了，背驼了、腰弯了，就连记忆力也越来越差了，手里的工作却越来越多。小李觉得这样的状态不是他想要的，于是决定调整，他开始准点上班准点下班，上班时间能做多少就做多少，下班后完全把工作抛之脑后。调整之后的小李轻松了许多，可是领导却常常批评他工作进度慢。他开始苦恼："大家工作都很拼，我应该跟他们一样呢，还是顺其自然享受生活呢？"

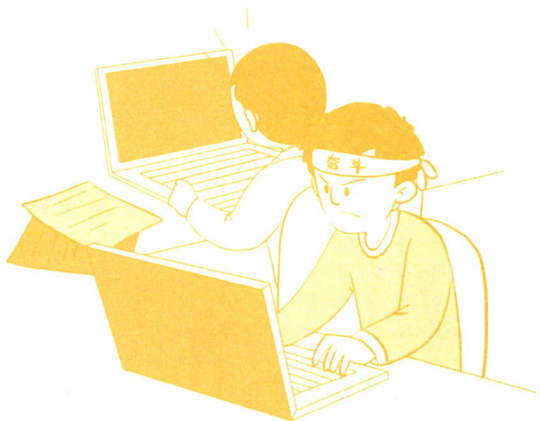

心理解读

"内卷化"本身是一个人类学的学术概念，被用来形容"没有发展的增长"。在中国，历史社会学家黄宗智最早用"内卷"理论来研究明清时期长江三角洲的小农经济，用来形容社会文化模式发展过程中的停滞。近年以来，人们在网络上广泛使用"内卷"一词，用来描述一种非理性的，而实际上又无效或效用不大的对内部稀缺资源的恶性竞争。

这种内部竞争在许多场合中可能呈现出非理性的特点。人们竞相付出更多的努力以争夺有限资源，从而导致个体"收益努力比"下降的现象。"内卷"可以看作是努力的"通货膨胀"，即在一个特定人群或者环境中，人人都非常努力参与竞争，结果人人得不到预期中的收益，努力"贬值"了。案例中的小李，就是处在一个"内卷"的环境之中。每个人工作都非常努力，小李不加入，就担心自己落后；加入了又发现自己获益甚少，甚至得不偿失。

"内卷"是怎么产生的？

"内卷"是一个社会现象，它的产生有多重原因。

首先，随着生产力的提高和经济的发展，竞争越来越激烈。当参与竞争的人数增多而资源有限时，人们为了胜出不得不加大投入，进而引发"内卷"。这是"内卷"产生的客观原因。

其次，过于功利的思维模式是"内卷"产生的一个原因。人们追求成功，但真正追求的是成功背后的被认同和尊重。这种需求无可厚非。但现实中，很多人对成功的理解极其单一，让被尊重和被认同的标准变得不再多元化。这种想法塑造了一个仅有成功者与失败者的世界，成功者之所以成功是因为自己努力，失败者之所以失败是由于自己懒惰。受这种想法影响的人的生活似乎没有其他可能性的余地，除非你自愿成为"失败者"。在这种功利性太强的心态下，"卷"是难以避免的。

另外，人们的从众心理是导致"内卷"的原因之一。从众，是一种心理现象，它指的是个体在真实的或臆想的群体压力下，在认知上或行动上以多数人或权威人物的行为为准则，进而在行为上努力与之趋向一致的现象。这种心理现象在日常生活和工作中经常出现，俗称"随大流"。人们可能会因为看到别人都在购买某种产品或追求某种潮流而去做同样的事情。面对日益激烈的竞争，人们在社会中的不确定感增加，在这种情况下，"大家做什么，我就做什么"就成了一个看起来相对保险的措施。"既然大家都在'卷'，我也最好一起'卷'。"

"躺平"是一个好选择吗?

无法改变环境便改变心态。顾名思义,所谓"躺平",字面意思就是瘫倒在地,不再热血沸腾、渴求成功了。选择躺平,就是选择走向边缘,超脱于主流路径之外,用自己的方式消解外在环境对个体的规训。大多数把"躺平"挂在嘴边的人,往往颇有能力,可内心又颇有不甘,于是只能暂时放平心态,追求安稳。可当机会真的来了,又有多少人能坐得住呢?

躺平,不应该是一种结果,而应成为困境中的沉淀与等待。这不是狼性文化的危言耸听,也不是蛊惑苦力的口号。转念一想,我们距离退休还有几十年,真的要一躺到底吗?通俗些讲,大家都是普通人,有的要养家糊口,有的想让别人看得起自己,有的也希望把自己的工作当作事业对待,如果躺平,这一切就很难实现了。所以躺平,并不适合当作我们畏难的借口,但可以是我们自我调整心态的缓兵之计。

应对之道

寻找自我真正的目标。人活一世,究竟要树立一个什么样的目标?这是一个需要解决的根本问题。"内卷"现象的出现,表明了很多人在目标上的迷茫。表面上看,我们的生活似乎充斥着各种各样的目标,但在实际上,有很多目标是受到外界观念、外界思维影响而产生的,它们都来自你的大脑、你的思维和你的回忆。真正的目标出现时,你会感觉到它来自你的内心最深处。所以,"内卷"之下,我们需要找一个不受打扰的空间,和自己对话,看清自己究竟是想些什么,想做些什么,想成为什么样的人。这样,当我们明确了自己的内在需求,真正属于我们自己的目标才会自然出现。

培养积极的心态。我们应该积极面对生活中的挑战和困难,不要轻易放弃和灰心丧气。同时,应该注重自我激励和自我肯定,增强自信心和自尊心,从而更好地应对"内卷"心态的挑战。

保持学习和成长。应对"内卷"最好的措施之一就是保持学习和成长的态度,不断提升自己的能力和素质。通过不断拓展你的知识和技能,可以增强自信心和竞争力,从而更好地应对心态上的挑战。

寻求支持和帮助。当局者迷，旁观者清。当你面临"内卷"不知所措的时候，就是你需要其他人帮助的时候。你应该抛开个人的苦思冥想，寻求朋友、家人、同事或专业人士的支持和帮助，借用他人的智慧来驱散内心的迷雾。你可通过交流、倾诉、分享等方式，缓解心理压力和焦虑，同时也能获得更多的支持和建议。

心理小贴士

"躺平"是一种智慧的生活态度

合理安排时间，为"躺平"留出空间。在日常的工作和学习中，制订合理的计划，避免过度劳累。留出一些时间用于放松和休息，做自己喜欢的事情。比如，每周安排一个下午，放下工作和学习的压力，去公园散步、阅读一本喜欢的书或者听音乐。这样可以让身心得到充分的放松，恢复精力，更好地应对接下来的挑战。

学会拒绝，为"躺平"留出时间。对于那些不必要的社交活动、工作任务或者他人的不合理要求，要勇敢地说"不"。不要因为担心得罪人或者错过机会而勉强自己去做不愿意做的事情。要明白自己的时间和精力是有限的，只有把它们用在真正重要的事情上，才能让生活更加充实和有意义。

"躺平"的同时要思考。在面对激烈的竞争和巨大的压力时，不要被焦虑和恐惧所左右。每个人都有自己的节奏和生活方式，不必盲目跟风去追求过高的目标。不要因"内卷"而焦虑，而是要思考自己真正的人生目标。"躺平"不只是为了逃避，而是要调整自己，为自己真正的人生目标积蓄能量。

"躺平"期间也要干有意义的事。找到自己热爱的事情，并投入时间和精力，这可以带来极大的满足感和幸福感。比如，学习绘画、摄影、烹饪等，不仅可以丰富生活，还可以培养创造力和审美能力。在兴趣爱好中，人们可以忘却外界的压力和烦恼，沉浸在自己的世界里，享受内心的宁静。

总之，"躺平"也可以是一种智慧的生活态度。它不是逃避现实，而是在忙碌的生活中找到属于自己的节奏和平衡，让我们在追求梦想的同时，也能享受生活的美好。

31

遭遇职业倦怠，
如何重燃工作热情？

小王参加工作好几年了，常常被社区工作的事情压得喘不过气来。他整天除了值班，还要开会、上门了解民情、处理各种社区矛盾，这么多事情让小王觉得压力好大。小王理想的工作环境与现实环境天差地别，领导经常把任务派发下来，要求他按时完成。实际上这些工作分工不明确，人手也不够，小王心有余而力不足。最近，他每天醒来一想到要去上班就感觉很累，感觉做的所有事情都是在折腾自己。小王在日复一日中，逐渐失去了对工作的热情，产生疲惫、困乏甚至厌倦的心理。

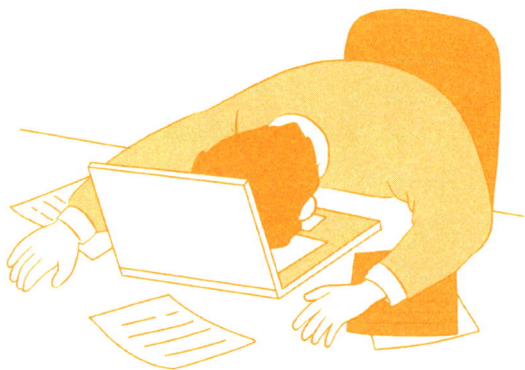

心理解读

小王的表现就是典型的职业倦怠。职业倦怠指的是在工作压力下产生的疲劳感，主要体现在三个方面：情绪、个性和成就感。在情绪上表现为对工作没有热情，在个性上表现为刻意疏离工作环境，在成就感上存在过低的自我评价，认为当前的职业无法成就自我价值。事实上一份工作在初期的1—2年内，是容易让人充满激情和兴奋感的，3—5年是出现职业倦怠的高峰期，容易出现比如在工作压力下表现出来的疲劳、厌倦和无成就感。如果某人长期从事某种职业，而这种工作又是重复性的，就会更容易形成疲倦、厌倦。

职业倦怠在服务行业中比较典型和突出，主要包括社会工作者、护士、教师、律师、医生和警察等职业。职业倦怠在服务行业中这么普遍的原因部分是高压的环境、大量的情感投入以及工作者个体的努力投入与回馈不对等。实际上，最易受到职业倦怠影响的个体是那些在工作中动力充足、非常专注并投入的工作者。对于这些工作者而言，工作是他们获取人生意义的重要源泉，因此，实现目标和期望以寻找人生意义在他们心里占有十分重要的位置。

你正处于职业倦怠吗？职业倦怠有哪些特征？

情感耗竭。你发现自己不再有活力，失去了工作热情，感到自己的精神处于极度疲劳的状态。情感耗竭是职业倦怠的核心维度，具有明显的症状表现，比如难以起床，没有精力完成工作，感到抑郁、疲惫、消沉。情感耗竭是人有一种情感、情绪资源的过度付出感、枯竭感，就像没有油的汽车，怎么都开动不起来。

去人格化。你发现自己刻意与工作同事拉开了距离，对工作同事和环境采取冷漠、忽视的态度。你变得烦躁、易怒，对周围的人和事漠不关心，失去了同理心。你不再关心大家，也不再关心自己，好像成为一个没有情感的工具人。

低成就感。你对工作的成就体验、价值体验下降，倾向于消极地评价自己，怀疑自己的工作能力，体会不到丝毫成就感。你觉得工作不能发挥自身的才能，这些工作都是枯燥无味的烦琐事务，你找不到工作和自己的价值感、意义感。

应对之道

如何重燃工作热情？

欣赏自己。在工作中，学会欣赏自己、善待自己。遇到挫折时，善于多元思考。塞翁失马，焉知非福，适当自我安慰是有益的，切莫过激地否定自己，使自己丧失自信心。

更少的梦想，更多的计划。考虑清楚关乎你理想职业的每一件事情——从工作形式到工作环境，然后根据信息决定你追求的职业的标准和目标。其具体方法是：可以将理想职业分成尽可能短的各个阶段。从现在的职位寻找一个升职的方法来获取另一个职位，最起码，要找出阻碍你将来晋升的不利因素。记住，实践是改变不称心工作的最佳办法。

不断给自己"充电"。 "精疲力竭症"在很多情况下是一种"本领恐慌"。因此，如果想从根本上防止出现"精疲力竭症"，应不断给自己"充电"，主动应对压力。

娱乐也很重要。 有的人只知道拼命干，一开始在晚上加1—2个小时的班，很快就是整周地加班，甚至周末也变成了办公时间。工作霸占了他全部时间。这种人除了工作几乎不参加社交活动，时间长了，也不免会对工作产生反感。

心理小贴士

身体扫描法，为自己"充电"

身体扫描法是一种常见的冥想练习方法，可以帮助人们更好地觉察身体的感觉，释放身体的紧张和压力，提高身心的连接和放松程度。以下是其详细的操作步骤：

首先，选择一个安静、温暖、舒适且光线柔和的空间，确保在练习过程中不会被打扰。可以播放一些轻柔的背景音乐，如自然声音（海浪声、雨声、风声等）或者舒缓的冥想音乐；可以平躺在舒适的垫子或床上，确保身体得到充分的支撑；也可以选择坐在舒适的椅子上，双脚平放在地面上，背部挺直但不僵硬。

无论选择躺或坐的姿势，都先闭上眼睛，花几分钟时间进行深呼吸，将注意力集中在呼吸的感觉上，帮助自己放松并进入专注的状态。

将注意力慢慢移动到双脚，从脚趾开始，依次关注每个脚趾的感觉，包括它们与袜子或鞋子（如果穿着的话）的接触、温度、压力等感觉。

然后将注意力转移到脚底、脚跟、脚背，感受这些部位的血液流动、肌肉紧张度等。

接着关注脚踝、小腿，想象能量或意识像一束温暖的光，从脚部逐渐向上

每天学点心理学：社区心理健康知识手册

移动，扫描整个小腿的前侧、后侧和两侧，感受皮肤、肌肉和骨骼的存在。

继续将注意力向上移动到膝盖、大腿，注意关节的感觉以及大腿肌肉的放松程度。

再到臀部和骨盆区域，感受这个部位的重量和支撑。

然后关注腹部，注意呼吸时腹部的起伏以及腹部内部器官的感觉，如肠胃的蠕动等。

接着是胸部，感受心脏的跳动、肺部的呼吸扩张和收缩。

将注意力转移到双手，从手指开始，依次关注每个手指的感觉，然后是手掌、手背、手腕、前臂、上臂。

再到肩膀，感受肩膀的紧张或放松状态，注意肩部与颈部和手臂的连接。

接着关注颈部，感受颈部肌肉的支撑和放松，注意颈椎的位置。

最后将注意力集中到头部，包括头皮、额头、眼睛、耳朵、鼻子、嘴巴、下巴等部位，逐一感受它们的感觉。

在完成对整个身体的扫描后，将注意力重新带回呼吸上，进行几次深呼吸，感受整个身体在放松状态下的统一感。

轻轻地活动一下手指和脚趾，然后慢慢地睁开眼睛，让自己逐渐从冥想状态中恢复过来，适应周围的环境。

32
工作压力大，
烟酒不离手怎么办？

案例导入

小何大学毕业后进入社区工作，原本不抽烟不喝酒的他，现在烟酒不离手。最开始，抽的第一支烟是同事递给他的，同事用"抽得好玩，能提神""不会抽烟喝酒怎么与人打交道""不抽烟不喝酒哪像个男人"等理由劝他。喝酒是工作应酬，小何平时自己也爱喝点。近年来，小何越来越离不开烟和酒了，特别是工作一多，他总喜欢叼着一根烟，下班后也要喝上几两白酒。只要不抽烟、不喝酒，小张就觉得浑身不得劲儿，出现心慌、胸闷、坐立不安、烦躁不安、易发气脾等症状。长期抽烟喝酒，给小何的身体带来了很多不良反应，今年体检还检查出了肝硬化。小何很后悔，却又戒不掉烟和酒。

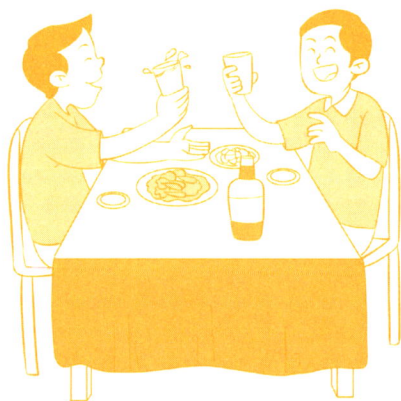

心理解读

小何对香烟和酒精产生了成瘾心理，起初只是应酬，到现在烟酒不离手。因为工作忙、压力大，他通过香烟和酒精来释放自己，这种不当的释放方式给身体带来了巨大的伤害。

为何戒不掉烟酒？

对烟酒形成生理依赖：烟酒中含有的尼古丁、酒精等成分会作用于神经

每天学点心理学：社区心理健康知识手册

系统，使大脑产生依赖性，从而使人难以戒除烟酒。

对烟酒形成心理依赖：烟酒能够带来愉悦、放松等感受，使人们产生心理上的依赖。对于一些人来说，戒烟或戒酒可能会带来焦虑、抑郁等不良情绪，从而难以戒除。

带来不适和孤独感：在一些社交场合中，人们可能会通过吸烟或饮酒来放松身心、融入社交环境。对于一些人来说，改变这种社交习惯可能会带来不适和孤独感。

缺乏支持：有些人尝试戒烟或戒酒时缺乏家人、朋友或专业人士的支持，这可能会增加戒除失败的风险。

缺乏计划：有些人没有制订详细的戒烟或戒酒计划，或者没有坚持下去的决心和毅力，这可能会导致戒除失败。

烟酒成瘾对人体的伤害有哪些？

吸烟会导致呼吸系统疾病，包括慢性阻塞性肺疾病、肺癌、支气管哮喘、咽炎等。吸烟会刺激呼吸道，使呼吸道黏膜受损，导致呼吸道抵抗力下降，容易受到细菌、病毒等病原体的侵袭，进而加重呼吸道疾病。

饮酒是很多消化系统疾病的促发因素，包括消化道溃疡、胃炎、酒精肝、肿瘤等。长期大量饮酒会对肝脏造成损害，导致肝硬化、肝癌等严重后果。

烟酒都是一类致癌物质，通过动物实验和人群流行病学调查，它们被确认具有致癌作用。吸烟和饮酒可能引发如肺癌、口腔癌、喉癌、食管癌、胃癌等多种癌症。

烟酒成瘾会影响神经系统的正常功能，导致记忆力下降、反应迟钝等问题。长期吸烟和饮酒还会对心血管系统产生负面影响，导致高血压、冠心病等心血管疾病。

应对之道

如何戒烟戒酒？

戒烟戒酒是一个需要坚定决心和持续努力的过程。以下是一些帮助你戒烟戒酒的建议。

认识到烟酒对身体的危害。了解烟酒对身体的危害，包括对呼吸系统、心血管系统、消化系统等方面的负面影响。认识到这些危害可以增强戒烟戒酒的决心和动力。

制订明确的戒烟戒酒计划。制订一个明确的戒烟戒酒计划，包括目标、步骤和时间表。在计划中考虑到可能遇到的困难和挑战，并制订应对策略。戒烟戒酒需要坚持不懈地执行计划，并且要有耐心和信心。即使出现一些困难和不适，也不要轻易放弃。不断鼓励自己，相信自己能够成功戒烟戒酒。

逐渐减少烟酒摄入量。逐渐减少烟酒的摄入量，而不是突然停止。逐渐减少烟酒的摄入量可以逐步减轻身体和心理对烟酒的依赖性，降低戒烟戒酒的难度。

寻找替代品。在戒烟戒酒的过程中，可以寻找一些替代品来缓解身体和心理的不适。例如，可以尝试嚼口香糖、吃健康零食、参加运动等。这些替代品可以帮助你逐渐适应没有烟酒的生活。

改变社交环境。在社交场合中，尽量避免与吸烟或饮酒的人在一起，这有助于减少烟酒对你的诱惑和影响。同时，可以寻找一些不涉及烟酒的社交活动，例如参加运动俱乐部等。

培养健康的生活方式。通过培养健康的生活方式，例如良好的饮食习惯、适当的运动、充足的睡眠等，可以提高身体和心理健康水平，从而有助于戒烟戒酒。

寻求专业帮助。如果难以自己戒烟戒酒，可以寻求专业帮助。心理咨询师、医生或专业的戒烟戒酒机构可以提供个性化的建议和治疗方案。他们可以帮助你了解戒烟戒酒的过程和应对策略，并提供心理支持和指导。

对于戒烟戒酒过程中可能出现的一些困难和挑战，也要有所准备。

采取策略应对烟瘾或酒瘾的诱惑。在戒烟戒酒的过程中，可能会遇到烟瘾或酒瘾的诱惑。这时可以采取一些应对策略，例如深呼吸、冥想，以及做一些喜欢的事情来分散注意力等。

寻求帮助应对焦虑、抑郁等情绪。戒烟戒酒过程中可能会遇到焦虑、抑郁等情绪问题。这时可以寻求专业帮助或与亲朋好友交流来缓解情绪问题。

坚定决心信念应对社交压力。在社交场合中，可能会面临来自朋友或同事的压力，他们可能会劝你吸烟或饮酒。这时要坚定自己的决心和信念，委婉地拒绝他们的邀请或解释自己的决定。

心理小贴士

戒烟的替代疗法

对于戒烟的人来说，可以采取替代戒烟的治疗方法，主要是指有效成分逐步替代法戒烟。也就是说在停止吸烟之后，使用其他物质替代烟碱来维持和吸烟时相同的多巴胺释放量。

尼古丁贴片：这是一种通过皮肤缓慢释放尼古丁的产品。使用者可以根据自己的烟瘾程度选择不同剂量的贴片。一般来说，每天更换一次贴片，将其贴在清洁、干燥、无毛的皮肤上，如手臂、背部或臀部。尼古丁贴片可以使血液中的尼古丁浓度保持相对稳定，缓解戒烟过程中的渴望和戒断症状。

尼古丁口香糖：口香糖形式的尼古丁替代品，在咀嚼过程中尼古丁会通过口腔黏膜被吸收进入血液。当烟瘾发作时，咀嚼一片尼古丁口香糖，可快速缓解不适。但需要注意正确的咀嚼方法，先缓慢咀嚼几下，使口香糖变软，然后将其停留在口腔颊部与牙龈之间，让尼古丁充分吸收，之后再继续咀嚼。

薄荷糖或含片：薄荷的清凉味道可以暂时转移注意力，缓解口腔对香烟的渴望。可以随身携带薄荷糖或含片，在烟瘾上来时含服。例如，每小时含服1—2颗薄荷糖。

吸管或牙签：当有吸烟冲动时，用吸管吸吮无糖饮料或者用牙签在手中摆弄，可以模拟吸烟的动作，从心理上缓解烟瘾。例如在办公室里准备一些吸管，想抽烟的时候就拿起来吸一吸。

33
家庭和工作，如何平衡？

小周平时工作非常忙碌，结婚有了孩子之后，她需要一边工作一边带娃。小周处于事业的上升期，领导对她很是信任，把很多任务都交给她，每天回家的时间都非常晚。经常早上小周起床的时候孩子还没醒，晚上她回家的时候孩子又已经睡着了。因为最近忙一个项目，小周根本没有节假日，这也导致了她很久都没有陪伴孩子了。

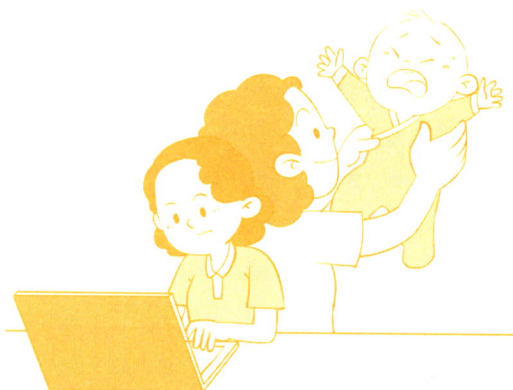

前几天小周像往常一样很晚回家，可是开门的时候却发现孩子在沙发上睡着了。当时小周很生气，觉得是丈夫没有好好看护孩子，才让孩子在这儿睡着的，于是想指责丈夫。可是她还没开口，丈夫却说："孩子为了见你一面都睡着了。"听到这话她非常心酸，觉得是自己对不住孩子，但又舍不得这份工作。

心理解读

人到了中年，我们会面对家庭和工作的双面夹击。生活中我们往往会发现，无论是商场、公园还是往返学校的路上，陪伴孩子的大部分都是老年人。老人们到了退休颐养天年的时候，却依然肩负着照顾孙子、孙女的责任。那么，孩子的父母为何无法尽到照顾老人、子女的责任呢？很大程度上不是因为子女懒惰，而是他们工作太忙无法兼顾家庭。

工作占据了人们大量的时间和精力，导致人们无暇顾及家庭或者无法履行家庭责任的现象被称为工作—家庭冲突。实际上，工作—家庭冲突的本质是一种角色上的冲突。人们往往扮演着多重角色，最为重要的便是在工作和家庭中扮演的角色，而且两者之间存在着密切的联系。然而，人们过多地投入到工作角色往往会严重影响到家庭角色表现，如果他们无法平衡好两者之间的关系就会引发角色冲突。

工作和家庭无法平衡的真正原因是什么？

事业和家庭角色的冲突。 随着社会的发展，工作和家庭的边界变得越来越模糊。在事业上，人们需要承担更多的责任和压力，以获得更多的工作成果。而在家庭中，人们也需要付出更多的时间和精力来维护家庭关系。这两个方面的需求有时会产生矛盾，导致工作和家庭无法平衡。

个人时间和精力分配问题。 人们往往无法将时间和精力充分分配给事业和家庭。在事业上，人们可能需要加班、应酬等，导致回家时间减少，与家人相处时间减少。而在家庭中，人们可能需要处理家务、照顾孩子等，导致没有足够的时间和精力去应对工作中的压力。

事业和家庭需求的不同。 事业和家庭的需求不同，有时人们难以同时满足两个方面的需求。例如，在事业上取得成功可能需要投入更多的时间和精力，而家庭也同样需要更多的关爱和照顾。这两个方面的需求有时会产生矛盾，导致工作和家庭无法平衡。

个人调节能力不足。 每个人对工作和家庭的调节能力不同。有些人可能更容易适应工作和家庭的双重压力，而有些人则可能更容易感到焦虑和不安。如果个人调节能力不足，就可能导致工作和家庭无法平衡。

应对之道

如何平衡工作和家庭？

设定工作家庭界限，尊重个人他人界限。 在工作时间内，专注于工作任务，避免处理家庭事务，减少家庭事务对工作的干扰和影响。同样，在家庭时间里，也要尽量避免工作的干扰。在家庭中，要尊重家人的个人空间和需求，避免过度控制和干涉，提升亲情陪伴质量。在工作中，要尊重同事的工作方式和界限，减少工作中无端的消耗。

承认自己的局限，不苛求完美兼顾。还有一部分人希望把所有事情都做得很完美，总是希望把家庭和工作都完美地做到"兼顾"，可是事实上，越是想做到二者兼顾，就越是力不从心，到最后结果反而会弄得两头糟。家庭和工作之间，应该是相辅相成的。家庭需要工作收入来支撑，而工作的动力和目的则来自家庭。工作和家庭的不平衡，主要原因在于人的局限性。我们需要接受自己的局限性，承认自己的精力是有限的，承认我们的时间是有限的。我们无法做到家庭和工作的完美兼顾，只能在自己允许的时间范围内，去顾及另外一边。

制订明确时间表，设定任务的优先级。为工作和家庭活动设定明确的时间表，并尽量坚持。在工作时间全身心地投入工作，而在家庭时间则全身心地享受家庭生活。在工作和生活中，我们需要了解哪些事情是最重要的，并为这些事情留出时间。同时学会合理地拒绝一些不必要的活动或者任务，避免时间和精力浪费在一些日常琐事上面，这样可以为你留出更多的时间和精力来关注真正重要的事情。这可能包括与家人共度时光、进行体育运动、休息放松等。

提高个人调节能力，寻求外界帮助和支持。通过学习、运动等方式提高个人调节能力，可以更好地应对工作和家庭的双重压力。如果感到无法独自应对工作和家庭的双重压力，可以寻求帮助和支持，例如与家人沟通、寻求心理咨询等。

心理小贴士

番茄工作法

　　番茄工作法是一种时间管理方法。它可以帮助人们提高工作效率、集中注意力，并在工作和休息之间找到平衡。番茄工作法将时间分为一个个"番茄时间"，每个"番茄时间"通常为25分钟，在这25分钟内，专注于一项任务，不做任何其他事情。当一个番茄时间结束后，休息5分钟，然后再开始下一个"番茄时间"。每4个"番茄时间"后，进行一次较长时间的休息，通常为15到30分钟。这种方法的原理是通过短暂而集中的工作时间，让大脑保持高度的专注，提高工作效率。同时，定期的休息可以让大脑得到放松，避免疲劳和压力，从而更好地保持工作状态。

1.规划任务。在开始使用番茄工作法之前，先列出当天需要完成的任务。可以将任务按照优先级进行排序，确保先完成最重要的任务。

2.设定"番茄时间"。使用定时器或专门的番茄工作法应用程序，设定一个25分钟的番茄时间。在这25分钟内，专注于当前的任务，不做任何其他事情。如果在番茄时间内被其他事情打断，比如接到电话、收到信息等，可以先记录下来，等番茄时间结束后再处理。

3.休息时间。当一个番茄时间结束后，休息5分钟。在这5分钟内，可以做一些轻松的活动，比如喝杯水、伸展一下身体、看看窗外等。休息时间不要过长，也不要做过于激烈的活动，以免影响下一个番茄时间的工作状态。

4.重复步骤。休息时间结束后，开始下一个番茄时间。重复上述步骤，直到完成所有任务。每4个番茄时间后，进行一次较长时间的休息，通常为15到30分钟。在这个休息时间里，可以做一些更放松的活动，比如散步、听音乐、和朋友聊天等。

在番茄时间内，要尽量避免被其他事情干扰，关闭手机、电视等干扰源，让自己专注于当前的任务。如果确实有紧急事情需要处理，可以先记录下来，等番茄时间结束后再处理。 刚开始使用番茄工作法时，很多人可能会觉得不太适应，但是，只要坚持使用一段时间，就会逐渐适应这种工作方式。

番茄工作法并不是一种死板的工作方式，可以根据自己的实际情况进行灵活调整。如果任务比较简单，可以适当缩短番茄时间；如果任务比较复杂，可以适当延长番茄时间。同时，休息时间也可以根据自己的需要进行调整。

34

前景迷茫心发慌，
如何规划职业生涯？

案例导入

小林其实很喜欢自己在社区的工作，有规律的生活和工作，让小林感到舒服。而且这份工作能够帮助别人，这给她带来了很大的满足感。不过，工作2年后，小林也不禁感到迷茫，工作固然不错，但职业发展的空间似乎不大。她感觉这种一眼看到头的工作让她看不到未来。不过，贸然转行似乎看起来风险更大，小林陷入了空前的困顿之中。

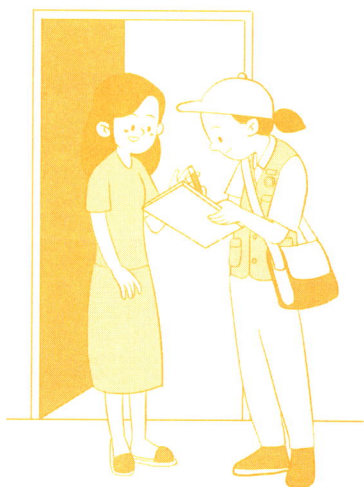

心理解读

很多人都会经历自我发展困惑的阶段，尤其是在刚刚毕业和工作几年后，因为现实和梦想的差距，很多人无法看清自己的未来。职业迷茫期不仅仅会在工作上产生影响，很多职场人由于无法快速调整情绪，很容易把迷茫期的不良情绪带到个人生活当中。

当你的职业发展处于停滞期，尤其是在一个岗位上工作了3年或是5年，没有被提升，而身边的人却都得到了相应的提升，这时候很多人就会对职业感到很苦恼，也不知道该如何去发展了。尤其是在35岁左右的时候，这种情况会越来越明显。实际上，有很多人在没有步入职场的时候就开始制订职业规划，当真正进入到职场中后就会发现，之前制订的规划大概率不会实现。

出现职业迷茫期的主要原因在于我们没有认清自己的职业发展问题。这些问题主要包括：自己要干什么，能干什么，适合做什么；社会发展和工作前景有什么关系；自己应该做什么行业、什么职位，职业大方向的定位是什么；如何进行个人提升，怎么让自己快速进步；自己的兴趣是什么，怎么做职业选择；在人生的不同时期怎么投资自己，时间、精力怎么分配；等等。

应对之道

一、明确自己的职业目标

如果你不清楚自己要朝哪个方向走下去，通常会原地踏步。就像大海中的航船、空中的飞机，没有目标无法前行。人生的职业发展要有明确的目标，学业和专业都要与职业目标协调一致。如果没有目标，个人随时有可能陷入停滞状态。

职业目标必须是自己认真选择的，对选择的结果要认真评估，对目标要充满信心，愿付出行动来完成。所选择的目标要适合你的生活模式、符合你的价值观，同时要注意：不要太贪心，目标要具体明确、高低适度、兼顾平衡，个人目标与企业目标要一致。

二、正确进行自我分析和职业分析

要通过科学认知的方法和手段，对自己的职业兴趣、气质、性格、能力等进行全面认识，清楚自己的优势与特长、劣势与不足。

现代职业具有自身的区域性、行业性、岗位性等特点，要对该职业所在的行业现状和发展前景有比较深入的了解，比如人才供给情况、平均工资状况、行业的非正式群体规范等，还要了解职业所需要的专业能力。

三、构建合理的知识结构

知识的积累是成才的基础和必要条件，但单纯的知识量并不足以证明一个人真正的知识水平。人不仅要具有相当数量的知识，还必须形成合理的知识结构，没有合理的知识结构，就不能发挥其创造的功能。

四、培养职业需要的实践能力

综合能力和知识面是用人单位选择人才的依据。一般来说，进入岗位的新人，应重点培养满足社会需要的决策能力、创造能力、社交能力、实际操作能力、组织管理能力和自我发展的终身学习能力、心理调适能力、随机应变能力等。

五、参加有益的职业训练

职业训练包括职业技能的培训以及对自我职业的适应性考核、职业意向的科学测定等。社区工作人员可以通过从事社会兼职、模拟性职业实践、职业意向测评等进行职业训练。

心理小贴士

　　霍兰德职业兴趣自测是由美国职业指导专家霍兰德（John Holland）根据他本人大量的职业咨询经验及职业类型理论编制的测评工具。霍兰德认为，个人职业兴趣特性与职业之间应有一种内在的对应关系。根据兴趣的不同，人格可分为研究型（I）、艺术型（A）、社会型（S）、企业型（E）、传统型（C）、现实型（R）六个维度，每个人的性格都是由这六个维度的不同程度组合演变而来的。

　　本问卷共90道题目，每道题目是一个陈述，请你根据自己的真实情况对这些陈述进行评价，如果符合实际情况就在相应的题目前打"√"，不要漏答。

1.强壮而敏捷的身体对我很重要。	2.我必须彻底地了解事情的真相。
3.我的心情受音乐、色彩和美丽事物的影响极大。	4.和他人的关系丰富了我的生命并使之有意义。
5.我相信自己会成功。	6.我做事必须有清楚的指引。
7.我擅长自己制作、修理东西。	8.我可以花很长的时间去想通事情的道理。
9.我重视美丽的环境。	10.我愿意花时间帮别人解决个人危机。
11.我喜欢竞争。	12.我在开始一个计划前会花很多时间去计划。
13.我喜欢使用双手做事。	14.探索新事物使我满意。

15.我喜欢寻求新方法来发挥我的创造力。	16.我认为能把自己的焦虑给别人分担是很重要的。
17.成为群体中的关键任务执行者，对我很重要。	18.我对于自己能重视工作中的所有细节感到骄傲。
19.我工作时不在乎把手弄脏。	20.我认为教育是个发展及磨炼脑力的终身学习过程。
21.我喜欢非正式的穿着，会尝试新颜色和款式。	22.我常能体会到某人想要和他人沟通的需要。
23.我喜欢帮助别人不断改进。	24.我在决策时，通常不愿冒险。
25.我喜欢购买小零件，做成成品。	26.有时我会长时间阅读，玩拼图游戏，冥想生命本质。
27.我有很丰富的想象力。	28.我喜欢帮助别人发挥天赋和才能。
29.我喜欢监督事情直至完工。	30.如果我面对一个新情景，会在事前做充分的准备。
31.我喜欢独立完成一项任务。	32.我渴望阅读或思考任何可以引发我好奇心的东西。
33.我喜欢尝试创新的概念。	34.如果我和别人起摩擦，我会不断尝试化干戈为玉帛。
35.我觉得要成功就必须制订高目标。	36.我能够为重大决策负责。
37.我喜欢直言不讳，不喜欢转弯抹角。	38.我在解决问题前，必须把问题进行彻底分析。
39.我喜欢重新布置我的环境，使其与众不同。	40.我经常借着和别人交谈来解决自己的问题。
41.我常想起草一个计划，而由别人完成细节。	42.准时对我来说非常重要。
43.从事户外活动令我神清气爽。	44.我不断地问为什么。
45.我喜欢自己的工作，它能够抒发我的情绪和感觉。	46.我喜欢帮助别人找到可以和他人相互关注的办法。
47.能够参与重大决策是件令人兴奋的事情。	48.我经常保持整洁，喜欢有条不紊。

第三篇 社区干部心理保健篇

49.我喜欢周边环境简单而实际。	50.我会不断地思索一个问题，直到找出答案为止。
51.大自然的美深深地触动我的心灵。	52.亲密的人际关系对我很重要。
53.升迁和进步对我非常重要。	54.当我把每日工作计划好时，我会较有安全感。
55.我不害怕工作负荷过重，且知道工作的重点。	56.我喜欢能使我思考、给我新观念的书。
57.我希望能看到艺术表演、戏剧及好的电影。	58.我对别人的情绪低潮相当敏感。
59.能影响别人使我感到兴奋。	60.当我答应一件事时，我会竭力监督所有细节。
61.我希望粗重的体力工作不会伤害任何人。	62.我希望能学习所有使我感兴趣的科目。
63.我希望能做些与众不同的事。	64.我对别人的困难乐于伸出援手。
65.我愿意冒一点险以求进步。	66.当我遵循成规时，我感到安全。
67.我选车时，最先注意的是好的引擎。	68.我喜欢能刺激我思考的话。
69.当我从事创造性的事时，我会忘掉一切旧经验。	70.我关注社会上许多需要帮助的人。
71.说服别人依计划行事是件有趣的事情。	72.我擅长检查细节。
73.我通常知道如何应对紧急事件。	74.阅读新发现的书是件令人兴奋的事情。
75.我喜欢美丽、不平凡的东西。	76.我经常关心孤独、不友善的人。
77.我喜欢讨价还价。	78.我花钱时小心翼翼。
79.我用运动来保持强壮的身体。	80.我经常对大自然的奥秘感到好奇。
81.尝试不平凡的新事物是件相当有趣的事情。	82.当别人向我诉说他的困难时，我是个好听众。
83.做事失败了，我会再接再厉。	84.我需要确切地知道别人对我的要求是什么。
85.我喜欢把东西拆开，看看能否修理它们。	86.我喜欢研读所有的事实，再有逻辑地做出决定。

87.没有美丽事物的生活，对我而言是不可思议的。	88.人们经常告诉我他们的问题。
89.我常能借着网络资讯和别人取得联系。	90.小心谨慎地完成一件事是件有成就感的事情。

评分办法：下表中的数字代表上列兴趣测验中的题号

现实型	1	7	13	19	25	31	37	43	49	55	61	67	73	79	85
研究型	2	8	14	20	26	32	38	44	50	56	62	68	74	80	86
艺术型	3	9	15	21	27	33	39	45	51	57	63	69	75	81	87
社会型	4	10	16	22	28	34	40	46	52	58	64	70	76	82	88
企业型	5	11	17	23	29	35	41	47	53	59	65	71	77	83	89
传统型	6	12	18	24	30	36	42	48	54	60	66	72	78	84	90

请算出每种类型打"√"的数目，并填在下面：

现实型	研究型	艺术型	社会型	企业型	传统型

将上述分数从高到低依次排好，并填在下面：

第一位	第二位	第三位	第四位	第五位	第六位

职业兴趣测试定性评判结果说明

艺术型：这种类型的人喜欢从事艺术性的工作，如音乐家、舞蹈家、歌手、演员、艺术家、编辑、作家和文艺评论家等。这种特征的人往往具有某些艺术上的技能，喜欢创造性的工作，富于想象力。这类人通常喜欢从事同观念而不是事务打交道的工作。他们较开放、好想象、独立、有创造性。

传统型：这种类型的人喜欢从事传统性的工作，如会计、秘书、办事员、办公室人员、接待员、文件档案管理员、打字员、出纳员等。这类人有很好的数字和计算能力，喜欢室内工作，乐于整理、安排事务。他们往往喜欢同文字、数字打交道的工作，比较顺从、务实、细心、节俭、利索、有条理、有耐心。

企业型：这种类型的人喜欢从事诸如推销、服务、管理等工作，可以充当企事业领导、经理、商业主任、销售员和人寿保险员等。这类人通常具有领导才能和口才，对金钱和权力感兴趣，喜欢影响和控制别人。这类人通常喜欢从事同人和观念而不是事务打交道的工作。他们爱户外交际、冒险，精力充沛、乐观、和蔼、细心。

研究型：这种类型的人喜欢从事各种研究型工作，如医师、产品检验员、自然科学研究者、图书馆员、程序员等。这类人通常具有较高的数学和科研能力，喜欢独立工作，喜欢解决问题，喜欢同观念而不是人或事务打交道。他们逻辑性强、好奇、聪明、仔细、独立、安详、俭朴。

现实型：这种类型的人喜欢现实性的实在的工作，如喜欢机械维修、木匠活、烹饪、电气技术等工作，可以充当电工、机械工、摄影师、制图员等，也称"体能取向""机械取向"。这类人通常具有机械技能和体力，喜欢户外工作，乐于使用各种工具和机器设备。这类人喜欢从事同事务而不是人打交道的工作。他们真诚、谦逊、敏感、务实、朴素、节俭、腼腆。

社会型：这种类型的人喜欢社会交往性工作，如教师、教育行政人员、社会学家、社会工作者、咨询顾问、护士等。这类人通常喜欢周围有别人存在，对别人的事很有兴趣，乐于帮助别人解决难题。这种人喜欢与人而不是事务打交道的工作。他们助人为乐、有责任心、热情、善于合作、富于理想、友好、善良、慷慨、耐心。

第四篇
社区心理服务篇

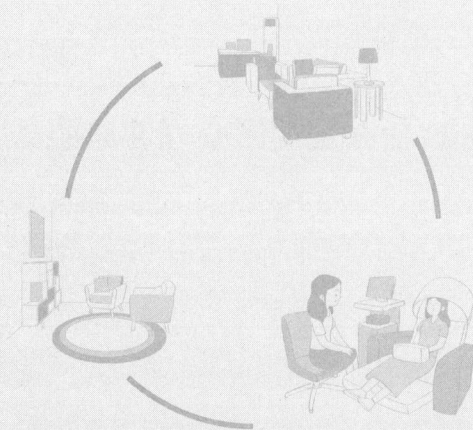

35

开展社区心理服务，
意义和价值何在？

当前，我国已进入中国特色社会主义新时代，居民的物质生活需求基本得到满足。但与此同时，社会竞争愈加激烈，居民的生活压力与日俱增，心理问题也日渐凸显。无论是青少年，还是中老年，每个年龄段的人群都普遍存在心理问题。家庭冲突、职场压力、婚恋矛盾，这些问题随着时代的发展，已经成为越来越热门的话题。"抑郁""焦虑""社恐"等词也常被人们挂在嘴边。可见，对心理健康的需求已经越来越成为一种刚性需求。而社区作为社会的基本单元，开展社区心理健康服务不仅是加强我国心理健康服务的突破口，也是满足居民心理健康需求的重要举措。

一、什么是社区心理健康服务？

社区心理健康服务是指在社区服务工作中，运用心理科学的理论和相关原理来保持与促进居民心理健康的社会服务活动，即通过讲究心理卫生，培养人们的健康心理，从而达到预防心身两方面疾病的目的。而从社区心理健康服务的目标来看，社区心理健康服务是一项致力于促进儿童、青少年的正常发展，保持成年人的健康发展，预防各种心理障碍的发生，消除种种不良心理因素的服务。

二、社区心理健康服务有哪些意义与价值？

首先，社区心理健康服务有助于提高居民的心理健康水平。在快节奏的现代生活中，人们面临着种种压力，如工作压力、家庭矛盾、经济困难等，这些压力如果得不到及时的排解和疏导，可能会导致心理问题的发生。社区心理健康服务通过提供专业的心理咨询、心理治疗以及心理健康教育，帮助居民解决心理问题，提高心理健康水平，使他们能够更好地应对生活中的挑战。

其次，社区心理健康服务有助于增强社区的凝聚力。社区心理健康服务通过组织各种心理健康活动，如团体咨询、心理讲座、心理训练等，为社区居民提供一个共同的平台，这样能使他们有机会相互交流、分享经验和支持。这种互动不仅可以缓解居民的心理压力，还可以增进彼此之间的了解和信任，增强社区的凝聚力。

再次，社区心理健康服务有助于预防和解决心理危机事件。在社区中，一些居民可能会因为个人或社会等因素无法承受心理压力，而产生极端行为。社区心理健康服务通过及早发现和干预这些危机事件，提供专业的心理援助和支持，可以帮助这些居民渡过难关，避免悲剧的发生。

最后，社区心理健康服务还有助于提高居民的生活质量。心理健康与生活质量密切相关，一个健康的心理状态可以提高人们的生活满意度和幸福感。社区心理健康服务通过帮助居民解决心理问题，提高他们的心理健康水平，从而提高他们的生活质量，让他们能够更好地享受生活中的美好。

总之，社区心理健康服务的意义与价值深远而重要。它不仅关乎每一个居民的心理健康，更影响着整个社区的和谐与稳定。为了更好地发挥社区心理健康服务的作用，我们需要加强对它的认识和重视，提高其质量，使其成为推动社会和谐发展的重要力量。

36

社区心理服务，
我们可以做些什么？

社区心理服务是一个重要的社会服务领域，它旨在为社区居民提供心理健康支持和咨询服务，以促进社区居民的心理健康和幸福感。以下是一些社区心理服务可以做的事情。

一、提供心理健康教育和培训

心理健康教育和培训是社区心理服务的重要组成部分，通过教育和培训，可以提高社区居民对心理健康的认识和理解，帮助他们掌握应对心理问题的技能和策略。我们可以组织各种形式的教育和培训活动，如讲座、工作坊、培训班等，可以邀请专业的心理学家、心理咨询师、医生等专家为社区居民提供知识和技能指导。

二、建立心理咨询服务体系

建立完善的心理咨询服务体系是社区心理服务的核心。我们可以建立社区心理咨询中心，为社区居民提供面对面的个体和家庭咨询，同时也可以提供电话咨询、在线咨询等远程服务。在建立心理咨询服务体系时，我们需要考虑到社区居民的需求和特点，确保服务的针对性和有效性。

三、开展心理评估和诊断服务

心理评估和诊断是社区心理服务的重要环节。通过评估和诊断，我们可以了解社区居民的心理状况和问题，为他们提供更加准确的服务和支持。我们可以组织专业的心理评估和诊断服务，如心理测试、性格测试、智力测试等，帮助居民更好地了解自己的心理状况和问题。

四、加强社会支持和网络建设

社会支持和网络建设是社区心理服务的重要补充。通过建立社区互助网络，我们可以为有心理问题的居民提供社会支持和帮助。我们可以组织志愿者、成立互助小组等，为需要帮助的居民提供支持和陪伴。同时，我们也可以鼓励居民之间相互关心和支持，形成良好的社区氛围。

五、给特殊群体提供心理支持

特殊群体是社区心理服务中需要特别关注的对象。我们可以针对不同群体的特点，开展有针对性的心理服务和支持活动。例如，为老年人提供老年心理健康服务，为青少年提供成长和发展指导，为残疾人提供心理康复服务，等等。这些特殊群体的心理问题和需求各不相同，因此我们需要根据实际情况制订相应的服务计划和措施。

六、促进家庭和谐

家庭是社会的基本单位，家庭和谐对整个社区的发展非常重要。社区心理服务可以为家庭成员提供心理咨询和指导服务，帮助他们更好地沟通和相处，促进家庭和谐和提升幸福感。我们可以通过各种形式的活动和培训来促进家庭和谐，例如开办亲子沟通工作坊、进行夫妻关系指导等。

七、开展心理健康宣传活动

心理健康宣传活动是提高社区居民对心理健康认识和理解的重要途径。我们可以利用各种渠道和媒体开展心理健康宣传活动，例如社区宣传栏、广播、公众号、微信群等。通过宣传和教育活动，我们可以增强社区居民的心理健康意识和自我保健能力。

八、建立心理危机干预机制

心理危机干预是社区心理服务的重要环节之一。当社区居民面临重大心理危机时，我们需要建立有效的干预机制来帮助他们渡过难关。我们可以建立心理危机干预小组，制订应急预案和流程，为需要帮助的居民提供及时的心理危机干预和支持。

九、加强与相关部门的合作与协调

社区心理服务不是一项独立的工作，它需要与相关部门和机构进行合作与协调。我们可以与当地政府、卫生部门、教育部门、社会组织等建立合作关系，共同推进社区心理服务工作的发展。通过合作与协调，我们可以更好地满足社区居民的心理健康需求，为他们提供更加全面和有效的服务。

十、进行服务效果评估和反馈

最后，我们需要对社区心理服务的效果进行评估和反馈。通过收集和分析反馈信息，我们可以了解服务的实际效果和存在的问题，及时调整和改进服务的计划和方法。同时，我们也需要向社区居民宣传和解释我们的服务内容和效果评估结果，增强他们对服务的信任和支持。

总之，通过普及心理健康知识、建立心理咨询服务体系、培养心理服务人才队伍、开展心理活动、加强社会支持、关注特殊群体以及促进家庭和谐等方式，我们可以为社区居民提供更好的心理健康服务和支持，促进社区的和谐与发展。

37

开展社区心理服务，
要如何组织、如何管理？

近年来，随着社会的发展和大众实际需求的变化，国家对社区心理健康服务非常重视。但是我国目前社区心理健康服务体系建设还有很多不如意的地方，社区心理健康服务工作亟需进一步加强。居民需求大、服务供给不足、专业人员少、队伍质量不高、地区差异大、支撑保障不力等问题突出。在吸取国内外经验的基础上，结合我国文化背景特点，组织和管理社区心理服务，建立有效的社区心理健康服务模式，是新时代社区建设的一个重要方面。组织和管理社区心理服务，可以从以下几个方面入手。

一、建立组织架构和规章制度

完善的组织架构，包括领导机构、执行机构和监督机构等。领导机构应由社区领导和专家组成，负责制订心理服务的发展战略和规划。执行机构应由专业心理服务人员组成，负责提供具体的心理服务。监督机构应由社区居民和相关机构组成，负责对心理服务进行监督和评估。

完善的规章制度应包括服务标准、工作流程、人员管理、资金管理等方面。服务标准应明确服务的内容、形式和标准，以确保服务的质量和规范性。工作流程应包括服务的需求评估、制订计划、实施和评估等环节，以确保服务的科学性和有效性。人员管理应包括招聘、培训、考核和激励等方面的规定，以确保服务人员的专业素质和服务能力。资金管理应包括预算、审批、使用和监督等方面的规定，以确保资金的合理使用和效益最大化。

二、建立心理服务网络

完善的心理服务网络包括服务站点、志愿者队伍等。服务站点应覆盖社区的各个角落，以便及时为居民提供心理服务。志愿者队伍应包括心理专家、社会工作者、教师、医务人员等，以便为居民提供全面的心理服务。

服务站点应设立明确的服务标准和流程，以确保服务的质量和规范性。应对志愿者队伍进行必要的培训和指导，以确保他们的专业素质和服务能力。

三、加强人员培训和管理

加强心理服务人员的培训可以提高他们的专业素质和服务能力。培训内容应包括心理学基础知识、沟通技巧、危机干预和应急处理等。培训方式可以采取课堂讲授、案例分析、角色扮演、小组讨论等多种形式。

对志愿者应进行必要的培训和指导。培训内容包括心理学基础知识、服务态度和方法、沟通技巧等。应针对志愿者的不同背景和能力，提供个性化的指导和支持，以帮助他们更好地为居民提供心理服务。

加强心理服务人员的管理，建立完善的人员管理制度。心理服务人员的管理包括招聘、培训、考核和激励等方面。招聘应注重候选人的专业背景、工作经验和个人素质等方面。培训应注重实践和应用，让心理服务人员将所学知识应用到实际工作中。考核应注重心理服务人员的专业素质和服务能力的评估。激励应采取多种形式，如晋升、奖励等，以鼓励心理服务人员更好地为居民提供心理服务。

四、合理配置资源

心理服务资源包括人力、物力和财力等。人力应包括心理服务人员、志愿者等，以满足社区心理服务的需要。物力应包括服务场所、设施和器材等，以提高服务的水平和效率。财力则包括政府拨款、社会捐赠和企业赞助等，以确保服务的资金来源和稳定性。合理配置资源才能提高心理服务质量。

五、实施质量监控和定期评估

对心理服务质量进行定期评估和监督。发现问题及时采取措施予以解决，以确保服务质量和效果。质量监控应由专业的监督机构或第三方来完成，定期评估可以采取问卷调查满意度等方式对服务质量进行量化评价。专业的监督机构可以及时发现问题，社区心理服务也能及时针对问题采取措施，以保证服务质量和效果。

完善的反馈机制对及时收集和处理居民的反馈意见和建议、提高服务质量非常重要。与居民沟通交流及时了解他们的需求和建议，对于优化服务流程、提高服务质量具有重要作用，同时也有助于增强居民对心理服务的信任度和满意度。

六、加强宣传推广

加强宣传推广可以提高社区居民对心理服务的认知度和接受度，让更多的人了解心理服务的意义和作用，主动寻求帮助。社区心理服务可以采取多种形式，如宣传栏、海报、横幅等，也可以利用媒体网络等渠道进行宣传推广，扩大影响力；同时，还可以组织一些活动，如举办讲座、宣传周等活动吸引更多的人关注和参与。通过宣传推广，可以增强居民对心理服务的认知度和接受度。

38

怎样打造社区心理咨询室？

当前，在快节奏的发展模式之下，人们的压力层出不穷，学业、工作、人际关系和家庭矛盾等方面的困难和烦恼让人们精神上难以得到舒缓。这时，社区居民的心理健康需要有专门的站点来守护。那么社区心理咨询室该如何打造呢？可以从以下几种方案进行参考。

一、预约接待室

我们需要考虑到来访居民来到社区心理咨询中心等待咨询的过程，这时来访居民就需要有一个可以休息、放松的空间，那么预约接待室就是为此目的而设计的。在这个心理功能室中可以配备心理自助系统或者生涯导航自助系统，一方面为来访居民提供充分休息、放松的空间，自助学习心理健康知识、了解心理健康的相关信息；另一方面，可以帮助他们缓解紧张、焦虑情绪，为下一步咨询或训练做准备。

该心理功能室的装修建议：墙面采用浅色系乳胶漆，帮助来访居民缓解紧张、焦虑情绪；地板采用浅色系地砖，干净整洁；配备舒适的沙发、茶几、心理书籍及绿植，营造轻松氛围。

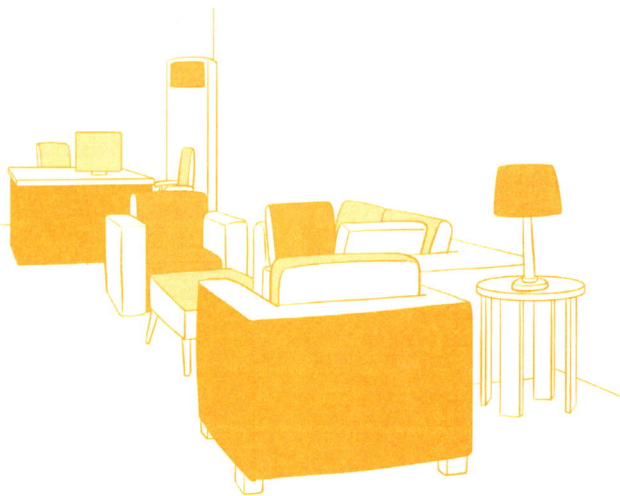

二、心理测评室

咨询师在接待来访居民时，首先要清楚的就是来访居民的基本情况。这种类型的心理咨询室中建议配置心理健康教育管理系统，这样可以实现来访居民心理健康筛查，帮助组织完成日常心理检测等工作，为后期心理工作提供数据支撑。

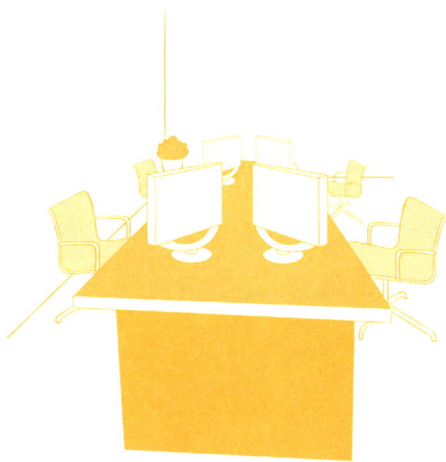

该心理功能室的装修建议：墙面采用浅色系乳胶漆，帮助米访居民快速平静，全身心投入测评；地板采用浅色系地砖，干净整洁；配备多台电脑及桌椅，可满足组织大面积施测需要。

三、减压放松室

通常来说，来访居民积压已久的情绪，可以采取由外及内的方式处理。该心理功能室可以放置音乐放松椅、身心反馈训练系统减轻身心压力，减少消极情绪。减压放松室主要用于缓解来访居民的身心压力，消除紧张、焦虑等负面情绪的影响，促进其情绪稳定性和身心放松能力提升。

该心理功能室的装修建议：墙面采用浅色乳胶漆，有助于缓解来访居民紧张、焦虑的情绪；地面铺防滑地垫，防止摔滑；可适当增加绿植，营造轻松氛围。

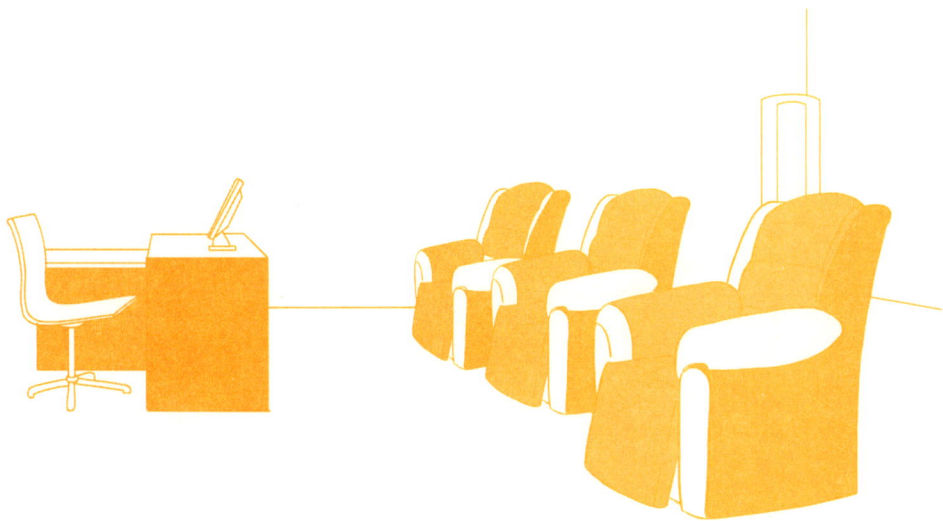

四、心理宣泄室

当来访居民的情绪较复杂，通过减压放松不能完全改善时，就要通过第二种方式——向外攻击来释放。这时候可以到心理宣泄室利用智能击打呐喊宣泄系统、智能互动宣泄仪、情绪宣泄器材宣泄负面情绪，缓解心理压力，促进其心理能量恢复，排解郁闷、烦躁的心情。

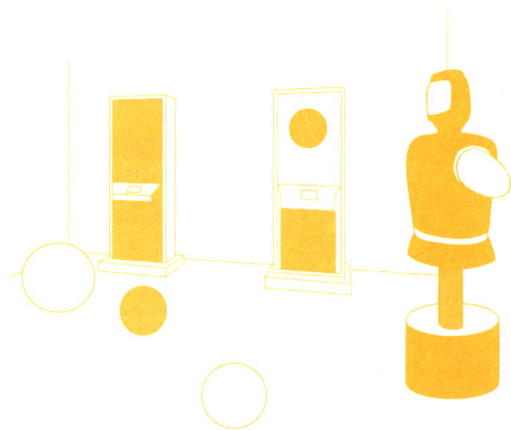

该心理功能室的装修建议：墙面采用隔音处理与软包处理，地面采用海绵地垫，以防止来访居民在宣泄过程中受到伤害。

五、心理咨询室

该心理功能室主要是心理咨询师的办公场所，主要开展心理评估、咨询、访谈、接受督导等工作。来访居民可在此寻求专业心理帮助，诉说内心困扰。心理咨询室仅作为咨询使用，不建议配备产品。

该心理功能室的装修建议：面积不宜过大或过小，一般15—30平方米比较合适；采用浅色系墙面设计，温馨、舒适；具备隔音环境，配备舒适的沙发，墙面悬挂钟表，室内放置绿植，等等，通过温馨的设计为来访居民提供安全、私密的空间。

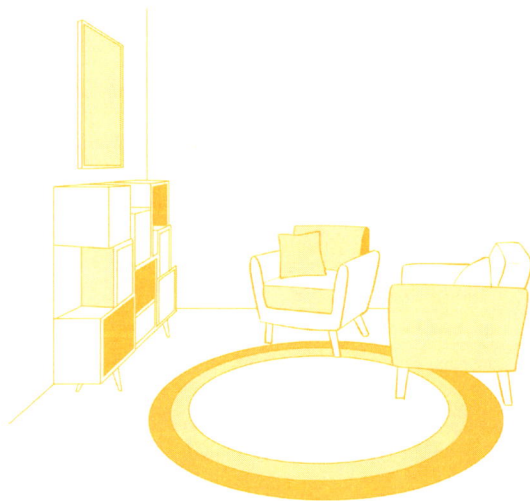

六、心理沙盘室

咨询中难免遇到不善表达的人员，比如性格内向不愿意吐露心事的人，年龄较小表达能力不完善的群体，这时就可以利用心理沙盘室。心理沙盘室主要用于开展个人或团体心理沙盘游戏，对于不善表达的人员，心理服务人员可通过沙盘了解其内心活动。同时，通过团体沙盘游戏可以促进团体和谐、增强团体凝聚力。

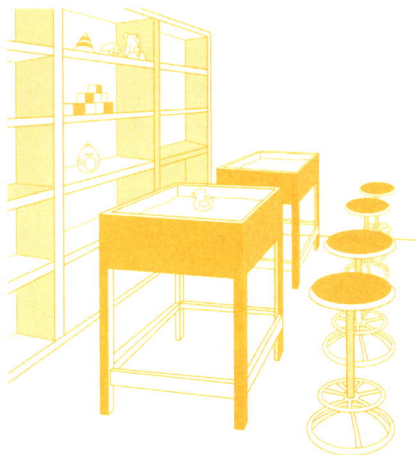

该心理功能室的装修建议：环境布置安静优雅、不易受到干扰，光线柔和、色调温和，以便来访居民能平静、轻松、集中精力。

七、催眠解压室

该心理功能室的建立主要用于辅助咨询师开展咨询或催眠使用。咨询师可以利用私密的环境，使来访居民抛开负担、放松心情，从而可以了解其深层次心理需求、获得心理能量，促进其心理健康水平提升。在这种类型的心理功能室中适合配备音乐减压放松系统。

该心理功能室的装修建议：环境安静、隔音效果好；地面铺地垫，减少噪音；墙面设计成浅色以帮助来访居民减轻心理负担，缓解紧张、焦虑情绪。

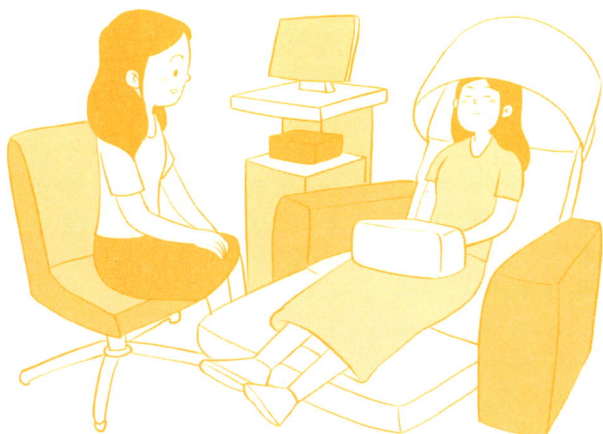

39

除了海报、宣传栏，
心理科普还能如何开展？

　　心理健康科普是关于心理健康知识的宣传和教育活动，旨在提高人们对心理健康的认识和理解，帮助他们了解常见的心理问题和应对方法。和其他科普活动一样，海报、宣传栏是最为常见的宣传方式，除此之外，我们还可以通过以下手段开展心理健康科普。

一、建立心理科普网站和数据库

　　社区可以建立心理科普网站和数据库，为社区居民提供全面的心理健康知识和信息。网站和数据库可以包括各种心理健康主题，如情绪管理、压力应对、心理障碍治疗等，同时也可以提供相关的心理测试和评估工具，帮助居民更好地了解自己的心理状况。

二、制作心理科普宣传片

　　社区可以制作心理科普宣传片，通过生动形象的方式向社区居民传递心理健康知识和信息。宣传片可以是动画、短剧等形式，用简洁明了的语言解释复杂的心理科学知识。宣传片也可以邀请心理学专家、心理咨询师等拍摄，为居民提供更加权威和专业的心理健康指导。

三、开展心理科普讲座和研讨会

　　社区可以定期开展心理科普讲座和研讨会，邀请专业人士为社区居民讲解心理健康知识和技能。讲座和研讨会可以包括各种主题，如青少年儿童心理健康、老年人心理健康、职场心理健康等。通过参加讲座和研讨会，居民能够了解更多关于心理健康方面的知识和技能，提高自身的心理素质和应对能力。

四、组织心理科普实践活动

心理科普实践活动可以让社区居民在实践中学习和运用心理健康知识和技能。例如，社区可以组织心理健康主题的户外拓展活动、团队建设活动等，通过实际操作和体验来增强居民的心理健康意识和能力。

五、利用社交媒体开展心理科普宣传

社区可以利用社交媒体平台开展心理科普宣传，如可以通过微信、微博、抖音等社交媒体平台向社区居民传递心理健康知识和信息。社交媒体上可以定期发布相关的文章、视频、图片等，增强居民对心理健康的认识和理解，同时也可以通过社交媒体平台组织线上心理科普活动和互动游戏等，吸引更多的居民参与心理科普工作。

六、开设心理科普教育课程

心理科普教育课程可以为社区居民提供系统化的心理健康教育和培训。课程可以包括多个主题，如情绪管理、压力应对、人际交往等，以面对面的教学方式为居民提供指导和帮助。同时社区也可以开设线上课程和远程教育等，为更多居民提供方便的学习机会。

七、成立心理科普志愿者团队

心理科普志愿者团队能够为社区居民提供更加贴心和专业的心理健康服务和支持。志愿者团队可以包括有经验的心理咨询师、医生、教师等专业人士，也可以招募热心公益事业的居民。志愿者团队可以定期开展心理咨询服务、心理讲座等活动，为需要帮助的居民提供支持和帮助。

八、建立心理科普资源共享平台

心理科普资源共享平台能为社区居民提供更加全面和便捷的心理健康资源和信息。平台可以包括各种资源，如心理健康书籍、文章、视频、音频等，让居民能够随时随地获取所需的心理健康知识和信息。平台上可以设置交流区和讨论板块等，让居民能够相互交流和学习心理健康知识、技能。

40

面对心理疾病患者，
社区该如何伸援手？

随着我国经济水平的整体发展，人们的物质生活水平不断提高，人们在追求身体健康的同时，也关注着心理健康。当前人们追求个性化生活方式的同时，也面临一些心理问题。各个年龄阶段和各个社会阶层的人都有可能出现心理健康问题。世界卫生组织曾经指出"健康不只是没有疾病或虚弱，而且是具有生理、心理和社会功能的完好状态"。一个人的身体健康、心理健康与社会适应能力三者是互相制约的，身体健康问题固然影响人的心理健康和社会适应能力，而心理健康问题同样会导致身体疾病和社会适应能力的下降。由此可见，心理健康要求个体有着良好的社会适应能力，而这个时候就可以体现社区的作用。

心理疾病的治疗，主要依赖相关医疗机构，社区只是起到辅助的作用。社区服务对象，一般指处于非急性住院康复期的精神障碍患者。社区康复服务是精神障碍患者恢复生活自理能力和社会适应能力，最终摆脱疾病、回归社会的重要途径。在心理卫生工作方面社区可以做以下几点努力。

一、提供心理支持

心理支持是帮助心理疾病患者缓解不良情绪、减轻焦虑和抑郁症状的重要手段。社区可以通过以下方式提供心理支持。

建立心理支持小组：社区可以组织专业的心理咨询师和志愿者，成立心理支持小组。为患者提供倾听、关怀、支持和鼓励，帮助他们面对自己的心理问题。

开展心理教育活动：心理教育可以增强患者对心理问题的认识，提高患者自我管理和应对能力。社区可以组织心理教育讲座、工作坊等，邀请专业心理咨询师为患者提供培训和指导。

建立互助小组：鼓励患者之间建立互助小组，让他们分享自己的经历和感受，互相支持和鼓励。这有助于减轻患者的孤独感和无助感，增强他们的社会支持网络。

二、提供生活帮助

心理疾病患者往往在生活中面临诸多困难，社区可以通过以下方式提供生活帮助。

组织志愿者服务：社区可以组织志愿者为患者提供基本的生活服务，如购物、清洁、烹饪等，以减轻他们的生活压力。

提供临时住所：对于有住房困难的患者，社区可以协调提供临时住所，帮助他们渡过难关。

协助办理社会福利：社区可以协助患者申请相关社会福利，如残疾人福利、失业救济等，减轻他们的经济压力。

三、促进社交互动

社交互动是保持心理健康的重要因素。社区可以通过以下方式促进心理疾病患者的社交互动。

组织社交活动：社区可以定期组织各类社交活动，如聚餐、户外活动、文艺表演等，让患者有机会与他人交流和互动。

建立兴趣小组：社区可以根据患者的兴趣爱好建立兴趣小组，如绘画小组、音乐小组、读书小组等，让他们在轻松愉快的氛围中互相学习和交流。

鼓励参加社区志愿活动：社区可以鼓励患者参与志愿活动，如环保行动、慈善义卖等。通过为社区做贡献，患者可以更好地融入社会，增强社会归属感。

四、提供职业援助

职业援助对于心理疾病患者来说至关重要。社区可以通过以下方式提供职业援助。

职业培训和指导：社区可以组织职业培训和指导，教授患者相关的职业技能和求职技巧，帮助他们提高就业能力和竞争力，重返工作岗位。

搭建就业平台：社区可以积极联系相关企业和机构，为患者提供就业信息和就业机会。同时，有条件的社区可以组织招聘会、职业介绍等，为心理疾病患者搭建一个良好的就业平台。

创业支持：对于有创业意愿的患者，社区可以提供创业指导和支持，协助他们创办自己的小企业或参与社区的创业项目。这有助于患者实现自我价值，提高生活质量。

五、宣传心理健康知识

宣传心理健康知识是提高公众对心理问题认识的重要手段。社区可以通过以下方式宣传心理健康知识。

宣传栏和海报：在社区的公共场所设立宣传栏和海报，宣传心理健康知识和心理疾病的症状表现，让居民了解心理问题的普遍性和及时寻求帮助的重要性。

举办讲座和研讨会：邀请专业心理咨询师或精神科医生到社区举办讲座和研讨会，向居民普及心理健康知识，让人们了解如何识别和应对心理问题，以及如何寻求专业的心理健康服务。

媒体宣传：利用社区内的媒体资源进行心理健康知识的宣传。例如在社区广播、社交媒体上发布相关文章或视频，提高居民对心理问题的认识和应对能力。

41

对于特殊人群，
社区怎样开展心理帮扶？

面对这个多元化的时代，各种压力使得人们的心理问题越发凸显，其中特殊人群的心理问题更是值得关注和解决，因此，如何帮扶有心理健康问题的特殊人群便成了一项十分重要且有价值的工作。

特殊人群通常指弱势群体、优抚对象和边缘人群。弱势群体是指那些经济条件差、社会地位低，在社会竞争中处于劣势的人群，如未成年人、老年人、残疾人，妇女、下岗失业人员等；优抚对象包括现役军人家属、复员军人、因公牺牲军人家属、病故军人家属等；边缘人群是指那些因为社会流动或者社会越轨而导致不适应社会的人群，如外来人口、社会越轨人群等。

一、部分特殊人群的心理特点

逆反抵触心理：逆反抵触心理是一种较稳定的对事物产生的与一般人对立、相反的情绪体验和行为倾向。它属于一种负性情绪，会给人带来消极影响。社区中有的特殊人群由于有较多的被指责、被限制、被处罚等经历，因而在心理上容易不自觉地把所有人都看成是自己的对立面而产生不信任感。对于青少年而言，由于他们的好奇心强，以及想独立意识强，加上知识的不断积累和活动能力的增强，他们自觉自己有足够的能力解决所遇到的问题，因而很容易与周围发生冲突，特别是当其情绪与行为具有不良倾向而遭到周围人的指责、限制时，逆反抵触心理会更加明显。对于具有明显人格缺陷者来说，由于他们有着与常人不同的处事方式，情绪的稳定性和自控能力较差，也容易产生逆反抵触心理。

焦虑抑郁心理：社区里的一些特殊人群，由于他们较为特殊的行为（如酗酒等）而容易与周围发生冲突，自身特殊的行为的经历给他们带来了心理上的负担，现实中工作、生活、人际关系存在较多困难或其他问题，担心自己能否被他人或社会认同、能否被接纳等，因此很容易产生焦虑抑郁情绪，具体表现为自责后悔，对现实和未来缺乏信心，甚至觉得自己已经成了家庭和社会的负担。

自卑心理：自卑是一种消极的自我评价和自我意识，是人对自己能力和品质评价偏低的一种消极情感。社区一些特殊人群，有些是由于自身的失败的经历，有些则由于周围人过多的指责批评，让他们觉得自己低人一等。他们表现为信心不足，对自己的能力表示怀疑，对自己能否彻底走出阴影，摆脱不良行为缺乏信心。

心理稳定性差：在社区一些特殊人群中，由于他们的年龄、个性特点或由于不同于一般人的经历等问题，导致他们面临较多的现实冲突及一些难以解决的实际问题。他们的自我欲望不易得到满足，极易引起他们内心冲突和心态的不平衡。一旦他们面临新的困难时，由于其承受挫折心理准备与信心明显不足，易于产生情绪和行为上明显的波动。

行为退缩：社区一些特殊人群中，由于常常存在焦虑抑郁和自卑心理，往往采取自我封闭、回避与外界交往的生活方式。他们表现为孤僻退缩、缺少主动性，害怕与外界交流，也不参加群体活动。他们认为这是最好的自我保护方式，也只有这样，才能使自己不再受到伤害。

二、社区心理服务工作者如何帮扶特殊人群？

明确自己的身份。社区心理服务工作者不是教育者和批评者，不是施舍者，而是平等可信赖的朋友，是有着共同目标的参与者，是合理方式的建议者和指导者。

学会倾听。在与特殊人群接触时，虽然我们可能已对他们以往的情况有了一个大概的了解，但他们目前的想法、动机、打算是什么，他们遇到问题、挫折是如何应对的，对待问题、处理问题的方式特点是什么，都需要我们通过交流来了解，而倾听是最好的途径。倾听是建立双方良好关系的基本要求，倾听既是表达对对方的尊重，也是为了充分地了解情况，同时也能使对方在比较宽松、信任的氛围下诉说自己的烦恼。倾听是每个社区工作者的基本功，不会倾听就不能达到他们的预期目的。在倾听过程中，我们首先要表现出礼貌和尊重，态度要认真，设身处地地听，不带偏见，不做价值评判；不过多打断其诉求，以让他们感觉到你的真诚，感觉到自己受尊重、被接纳，获得一种自我价值感；要用心听出对方在交谈中所省略的和没有表达出的内容或隐含的意思。善于倾听，不仅在于听，还在于要有参与，有适当的反应，以表示你正在认真听，并已听懂，从而鼓励其继续倾诉。

注意询问的方式。为了了解他们更多的信息，通常可使用"如何""为什么""能不能""愿不愿意"等词语来启发询问，如果想要将收集的资料加以整理、澄清事实，获取重点，缩小讨论范围，通常可使用"是不是""对不对""要不要""有没有"等词语。值得注意的是，不要用生硬的语气，不要有责怪的成分，如"你怎么回事""你到底想说什么"，要用具有尊重成分的征求式提问，如"你可不可以""你能不能"等。有时不能勉为其难一定要他说出什么或一定要有什么明确的答复。

适时小结。谈话过程中小结对方的表达内容与自己的想法观点，可以澄清某些问题及探清问题的根本所在。

42

心理测评是什么，
常用的量表有哪些？

    心理测评是运用心理学的方法对人的心理特点或心理状况进行检查和评定的一种科学工具，它包括问卷测验、投射测验等。心理测验已在教育、社会、医学、商业等领域发挥了重要的作用。在社区心理服务工作中，人们可以对求助者进行心理测验，有助于了解其心理特点和心理问题，展开针对性的心理咨询和治疗。下文简要介绍在社区心理服务工作中常用的一些心理量表（量表具体内容见附录）。

一、90项症状清单（SCL-90）

    SCL-90量表是世界上最著名的心理健康测试量表之一，适用于16岁以上的来访者，是使用最为广泛的精神障碍和心理疾病门诊检查量表。SCL-90量表具有容量大、反映症状丰富、更能准确刻画被试者的症状等特点。它包含有较广泛的精神病症状学内容，感觉、情绪、思维、行为，以及生活习惯、人际关系、饮食睡眠等均有所涉及。本量表广泛应用于精神科或心理咨询门诊，是了解就诊者或来访者心理健康问题的一种评定工具，也可评定咨询前后病情演变的疗效。

（一）量表内容解释

    包括1、4、12、27、40、42、48、49、52、53、56、58共12项。SCL-90量表包含了10个因子，用来测量人心理健康的诸多方面。

    1.躯体化

    该因子主要反映主观的躯体不适感，包括心血管、胃肠道、呼吸等系统的主述不适，以及头疼、背痛、肌肉酸痛和焦虑等其他躯体表现。

    2.强迫症状

    包括3、9、10、28、38、45、46、51、55、65共10项。强迫症状主要指那

种明知没有必要，但又无法摆脱的无意义的思想、冲动、行为等表现，还有一些比较一般的认知障碍，如脑子"变空"了、"记忆力不好"等，也在这一因子中反映出来。

3.人际关系敏感

包括6、21、34、36、37、41、61、69、73共9项。人际关系敏感主要指某些个人不自在和自卑感，尤其是在与他人相比较时更突出。自卑、懊丧以及在人际关系中明显相处不好的人，往往在这一因子获高分。

4.抑郁

包括5、14、15、20、22、26、29、30、31、32、54、71、79共13项。抑郁反映的是与临床上抑郁症状群相联系的广泛的概念。抑郁苦闷的感情和心境是代表性症状，还以对生活的兴趣减退、缺乏活动愿望、丧失活动力等为特征。还包括失望、悲观、与抑郁相联系的其他感知及躯体方面的感受。该因子中有几个项目包括了有关死亡、自杀等内容。

5.焦虑

包括2、17、23、33、39、57、72、78、80、86共10项。焦虑包括一些通常在临床上明显与焦虑症状相联系的精神症状及体验，一般指那些无法静息、神经过敏、紧张，以及由此而产生的躯体征象。测定游离不定的焦虑及惊恐发作是本因子的主要内容。

6.敌对

包括11、24、63、67、74、81共6项。敌对表现主要从受检者思维、情感及行为三方面来反映。其项目包括从厌烦、争论、摔物直至争斗和不可抑制的冲动爆发等各个方面。

7.恐惧

包括13、25、47、50、70、75、82共7项。恐惧包括诸多引起人们恐惧的因素，如出门旅行、空旷场地、人群、公共场合及交通工具等。此外，还有反映社交恐惧的一些项目。

8.偏执

包括8、18、43、68、76、83共6项。偏执包括了投射性思维、敌对、猜疑、关系妄想、被动体验与夸大等。

9.精神病性

包括7、16、35、62、77、84、85、87、88、90共10项。精神病性包含了幻听、思维播散、被控制感、思维被插入等反映精神分裂样症状的项目。

10.其他

此外还有19、44、59、60、64、66、89共7个项目未归入任何因子，主要反映睡眠及饮食情况，分析时将这7项作为附加项目来处理，以便使各因子分之和等于总分。

（二）计分方式

SCL-90量表共90个自我评定项目，每一项都采用5级评分制，具体如下。

没有：自觉无该项问题，计1分。

很轻：自觉有该项症状，但对被试者并无实际影响，或影响轻微，计2分。

中等：自觉有该项症状，对被试者有一定影响，计3分。

偏重：自觉常有该项症状，对被试者有相当程度的影响，计4分。

严重：自觉该症状的频度和强度都十分严重，对被试者的影响严重，计5分。

求助者根据自己的感受来完成90道题目。其中，选择"没有"的题目为阴性项目，选择"很轻"到"严重"选项的题目为阳性项目。分数相加即为总分。

按中国常模结果，总分超过160分，或阳性项目数超过43项，或任一因子分超过2分，可考虑筛选阳性（可能存在心理问题），需进一步检查。

二、抑郁自评量表（SDS）

抑郁自评量表（SDS）能相当直观地反映病人抑郁的主观感受及其在治疗中的变化，目前已广泛应用于门诊病人的粗筛、情绪状态评定以及调查、科研等。

SDS的优点为使用简单，不需要经专门的训练即可指导自评者进行相当有效的评定，而且它的分析相当方便。在一定程度上能了解被调查者近期心境，可应用于心理咨询门诊中。

（一）适用范围

本量表可以评定抑郁症状的轻重程度及其在治疗中的变化，特别适用于发现抑郁症病人。其评定对象为具有抑郁症状的成年人。

（二）计分方法

对20个项目评定时依据的等级标准为：从无或偶尔、有时、经常、总是如此。填写时，受测者需仔细阅读每一条，把意思弄明白，然后根据最近一周的实际感觉，在适当的方框上画"√"表示。

SDS有10项正向评分项目和10项反向评分项目。若为正向评分题，依次评为粗分1、2、3、4分；反向题（题目有＊号者），则评为4、3、2、1分。

评定结束以后，把20个项目中的各项分数相加，即得到总粗分（X），然后将粗分乘以1.25以后取整数部分，就得到标准分（Y）。

（三）评价标准

按照中国常模结果，SDS标准分的分界值为53分，其中53—62分为轻度抑郁，63—72分为中度抑郁，72分以上为重度抑郁。

三、焦虑自评量表（SAS）

焦虑自评量表（SAS）含有20个反映焦虑主观感受的项目，每个项目按症状出现的频度分为四级，其中15个为正向评分，5个为反向评分。

（一）适用范围

本量表可以评定焦虑症状的轻重程度及其在治疗中的变化，适用于具有焦虑症状的成年人；主要用于疗效评估，不能用于诊断。

（二）计分方法

对20个项目评定时依据的等级标准为："1"表示没有或很少时间有；"2"表示小部分时间有；"3"表示相当多时间有；"4"表示绝大部分或全部时间都有。

SAS有15项正向评分项目和5项反向评分项目。若为正向评分题（用负性词陈述），依次评为粗分1、2、3、4分；反向评分题（题目有＊号者，第5、9、13、17、19题，用正性词陈述），则评为4、3、2、1分。20个项目得分相加即得粗分（X），经过公式换算，即用粗分乘以1.25以后取整数部分，就得标准分（Y）。

（三）评价标准

按照中国常模结果，SAS标准分的分界值为50分，其中50—59分为轻度焦虑，60—69分为中度焦虑，69分以上为重度焦虑。

附录

症状自评量表（SCL-90）

指导语：以下条目中列出了有些人可能有的病痛或问题，请仔细阅读每一条，然后根据最近一周内下列问题影响您或使您感到苦恼的程度，在每题题号内只选择一个适当的选项。本套量表采用5级评定，全无得1分，很轻得2分，中等得3分，偏重得4分，严重得5分。

题目	没有	很轻	中等	偏重	严重
1.感到头痛。					
2.严重神经过敏，心神不定。					
3.头脑中有不必要的想法或字句盘旋。					
4.头晕或昏倒。					
5.对异性的兴趣减退。					
6.对旁人求全责备。					
7.感到别人能控制你的思想。					
8.责怪别人制造麻烦。					
9.忘性大。					
10.担心自己的衣饰整齐及仪态的端庄。					
11.容易烦恼和激动。					
12.胸痛。					
13.害怕空旷的场所或街道。					
14.感到自己精力下降，活动时速度减慢。					
15.想结束自己的生命。					
16.听到旁人听不到的声音。					
17.浑身发抖。					

题目	没有	很轻	中等	偏重	严重
18. 感到大多数人都不可信任。					
19. 胃口不好。					
20. 容易哭泣。					
21. 同异性相处时感到害羞不自在。					
22. 感到受骗、中了圈套或有人想抓你。					
23. 无缘无故地感觉到害怕。					
24. 自己不能控制地大发脾气。					
25. 怕单独出门。					
26. 经常责怪自己。					
27. 腰痛。					
28. 感到难以完成任务。					
29. 感到孤独。					
30. 感到苦闷。					
31. 过分担忧。					
32. 对事物不感兴趣。					
33. 感到害怕。					
34. 你的感情容易受到伤害。					
35. 旁人能知道你的私下想法。					
36. 感到别人不理解你不同情你。					
37. 感到人们对你不友好，不喜欢你。					
38. 做事情必须做得很慢以保证做正确。					
39. 心跳得厉害。					
40. 恶心或胃不舒服。					
41. 感到比不上别人。					
42. 肌肉酸痛。					
43. 感到有人在监视你、谈论你。					

题目	没有	很轻	中等	偏重	严重
44.难以入睡。					
45.做事必须反复检查。					
46.难以做出决定。					
47.怕乘公共汽车、地铁或火车。					
48.呼吸困难。					
49.一阵阵发冷或发热。					
50.因为感到害怕而避开某些东西、场合或活动。					
51.脑子变空了。					
52.身体发麻或刺痛。					
53.喉咙有梗塞感。					
54.感到前途没有希望。					
55.不能集中注意力。					
56.感到身体的某一部分软弱无力。					
57.感到紧张或容易紧张。					
58.感到手或脚发重。					
59.想到死亡的事。					
60.吃得太多。					
61.当别人看着你或谈论你时感到不自在。					
62.有一些属于你自己的看法。					
63.有想打人或伤害他人的冲动。					
64.醒得太早。					
65.必须反复洗手、点数目或触摸某些东西。					
66.睡得不稳不深。					
67.有想摔坏或破坏东西的冲动。					
68.有一些别人没有的想法或念头。					
69.感到对别人神经过敏。					

题目	没有	很轻	中等	偏重	严重
70.在商场或电影院等人多的地方感到不自在。					
71.感到任何事情都很困难。					
72.一阵阵恐惧或惊恐。					
73.感到在公共场合吃东西很不舒服。					
74.经常与人争论。					
75.单独一个人时神经很紧张。					
76.别人对你的成绩没有做出恰当的评论。					
77.即使和别人在一起也感到孤独。					
78.感到坐立不安、心神不定。					
79.感到自己没有什么价值。					
80.感到熟悉的东西变陌生或不像真的。					
81.大叫或摔东西。					
82.害怕会在公共场合昏倒。					
83.感到别人想占你便宜。					
84.为一些有关"性"的想法而苦恼。					
85.你认为应该因为自己的过错而受惩罚。					
86.感到要赶快把事情做完。					
87.感到自己的身体有严重问题。					
88.从未感到和其他人亲近。					
89.感到自己有罪。					
90.感到自己的脑子有毛病。					

（计分标准参考本书第42篇）

附录

抑郁自评量表（SDS）

指导语：下面有20条文字，请仔细阅读每一条，把意思弄明白。然后根据您最近一周的实际情况选择适当的选项，每一条文字后面有4个选项，分别是：A表示从无或偶尔；B表示有时；C表示经常；D表示总是如此。

	A	B	C	D
1.我感到情绪低沉，郁闷。				
*2.我觉得早晨心情最好。				
3.我要哭或想哭。				
4.我夜间睡眠不好。				
*5.我吃得像平常一样多。				
*6.我与异性密切接触时和以往一样感到愉快。				
7.我发觉我的体重在下降。				
8.我为便秘苦恼。				
9.我的心跳比平时快。				
10.我无故感到疲乏。				
*11.我的头脑像平常一样清楚。				
*12.我做事情像平常一样不感到困难。				
13.我坐立难安，难以保持平静。				
*14.我对未来抱有希望。				
15.我比平时更容易激动。				
*16.我觉得做出决定是很容易的。				
*17.我感到自己是有用的、不可缺少的人。				
*18.我的生活很有意思。				
19.假若我死了，别人会过得更好。				
*20.我仍旧喜欢自己平时喜欢的东西。				

（计分标准参考本书第42篇）

焦虑自评量表（SAS）

指导语：下面有20条文字，请仔细阅读每一条，把意思弄明白后根据您近一周的实际情况在适当的方格里画"√"，每一条文字后有4个选项，A表示没有或很少时间有；B表示少部分时间有；C表示相当多时间有；D表示绝大部分时间有。

	A	B	C	D
1. 我觉得比平时容易紧张或着急。				
2. 我无缘无故感到害怕。				
3. 我容易心里烦乱或感到惊恐。				
4. 我觉得我可能将要发疯。				
*5. 我觉得一切都很好。				
6. 我手脚发抖打颤。				
7. 我因为头疼、颈痛或背痛而苦恼。				
8. 我觉得容易衰弱或疲乏。				
*9. 我觉得心平气和，并且容易安静坐着。				
10. 我觉得心跳得很快。				
11. 我因为一阵阵头晕而苦恼。				
12. 我有晕倒发作，或觉得要晕倒似的。				
*13. 我吸气、呼气都感到很容易。				
14. 我的手脚麻木和刺痛。				
15. 我因胃痛和消化不良而苦恼。				
16. 我常常想要小便。				
*17. 我的手脚常常是干燥温暖的。				
18. 我脸红发热。				
*19. 我容易入睡并且一夜睡得很好。				
20. 我会做噩梦。				

（计分标准参考本书第42篇）

全国通用心理援助热线

名称	联系方式
江西省社会心理服务热线	966525
青少年心理咨询和法律援助热线	12355
妇女维权热线	12338
卫生热线	12320
上海市生命教育与危机干预中心希望24热线	4001619995
中国科学院心理所咨询志愿者热线	010-64851106
天津市心理援助热线	022-88188858
福建省（福州市）心理援助热线	0591-85666661
海南省心理援助热线	96363
石家庄市心理援助热线	0311-68052995
湖北省社会心理学会心理援助热线	027-87832211
湖南省精神医学中心心理热线	0731-85292999
江苏省心理危机干预热线	025-83712977
辽宁省心理援助热线	024-96687
山东省精神卫生中心心理援助热线	0531-86336666
山西省心理援助热线	0351-8726199
陕西省精神卫生中心	029-63609288
广西心理援助热线	0772-3136120
宁夏心理援助热线	0951-2160707

以上数据资源均来源于公开网络渠道，不同热线电话服务的人群有所不同，请根据自己的需要进行选择。另外，心理热线并不能替代心理咨询，若问题已经严重影响到了您的生活与工作，请前往医院就诊。

参考文献

［1］ 徐凯文，柳智宇，宋彦.社会心理服务工作手册［M］.北京：人民邮电出版
社，2021.

［2］ 陈祉妍，王雅芯，明志君，等.国民心理健康素养手册：日常生活心理健康
50问［M］.北京：商务印书馆，2021.

［3］ 中国社会工作联合会心理健康工作委员会.社区心理工作手册［M］.北京：
台海出版社，2020.

［4］ 张向葵，方晓义，桑标，等.婴幼儿心理十万个为什么［M］.北京：科学出
版社，2017.

［5］ 卢家楣，李伟健，樊富珉，等.青少年心理十万个为什么［M］.北京：科学
出版社，2018.

［6］ 南京医科大学附属脑科医院医学心理科团队.社区心理健康维护手册［M］.
苏州：苏州大学出版社，2016.

［7］ 钟南山.全民健康十万个为什么　第二辑：心理健康与疾病［M］.北京：北
京出版社，2016.

［8］ 杨凤池.社区心理卫生工作者指导手册［M］.北京：中央广播电视大学出版
社，2014.

［9］ 中国就业培训技术指导中心，中国心理卫生协会.国家职业资格培训教程：
心理咨询师　1级［M］.北京：民族出版社，2011.

［10］福印.心理健康实用手册［M］.北京：中国工人出版社，2007.

［11］林崇德，杨治良，黄希庭.心理学大辞典：下卷［M］.上海：上海教育出版
社，2003.

后记

当我们终于为这套"每天学点心理学"丛书画上句号时，心中感慨万千。

时间回到2021年11月19日，江西省平安建设领导小组办公室与江西师范大学共建的"江西省社会心理服务体系建设研究中心"正式揭牌。这是江西省社会心理服务工作的一件大事，中心的顺利揭牌令人欢欣鼓舞、倍感振奋。江西省委政法委对中心工作提出了发展方向，指出社会心理服务的工作要深入基层社区，走进居民群众，把心理服务这篇大文章写好、写精彩。由是，编写一套面向民众的心理科普知识手册列入工作日程。2022年4月，在完成前期调研的基础上，编写专家团队正式成立，开启了编写工作，这也是"每天学点心理学"丛书的缘起。

江西拥有着悠久的历史文化与深厚的人文情怀。进入新时代，江西在推进社会心理服务上取得了一系列成绩：积极探索了与经济社会发展相适应的社会心理服务体系建设模式，完成了赣州市作为全国社会心理服务体系建设试点工作，启动"966525"社会心理服务热线为群众提供心理疏导和心理危机干预等。江西省社会心理服务体系建设研究中心的成立，更是为开展社会心理服务理论和实践研究提供了一个重要的平台。目前，中心已成立两支专家队伍，在编撰出版心理科普读物、开展社会心理知识宣传、网格员心理培训与疏导、研究并构建特殊人群教育转化的干预策略、开展民事转刑事的矛盾化解规律研究、撰写决策咨询报告等方面进行了大量工作。

本手册即是丛书之一。王青华、王敬群、陈铵、熊龙、黄青、陆钦方6位同志一起完成了本书的编撰工作。在编写过程中，我们对当前社区的心理服务工作进行了细致的调研，尤其是关注到了社区工作人员的困惑和难点。编者们精益求精，几经修改，最终完成了手册的撰写。我们希望此手册能够为社区工作人员答疑解惑，为心理服务工作的开展提供有效的指导。

在编写过程中，也借鉴了国内外诸多专家的文献，吸收了他们关于心理健康的真知灼见，在此一并致谢。同时感谢在编写过程中给予帮助的所有人。

参编人员也深知，纵然精心编写，疏漏在所难免。希望各位读者朋友在阅读过程中能够不吝赐教，提出宝贵的意见和建议，帮助我们不断完善和提高。

编者

2024年12月